Ludwig Fels

Der Himmel war eine große Gegenwart

SERIE PIPER
Band 1668

Zu diesem Buch

Kein anderes Buch von Ludwig Fels hat bei Publikum und Kritik einen so nachhaltigen Eindruck hinterlassen wie dieses schmale Bändchen über das Leben und Sterben seiner Mutter. In der »Süddeutschen Zeitung« schrieb Barbara Becker dazu: »Dieser Abschied führt kein zur Ikone stilisiertes Frauenleben aus Blut, Schweiß und Tränen vor. Die Wucht Felsscher Schreibausbrüche ordnet sich ganz der Suche nach Wahrhaftigkeit unter ... Fels erschreibt sich mit diesem Buch auch die eigene Klarheit über das Leben dieser Frau und es versinnlicht auf menschlich anrührende und literarisch großartige Weise den Wunsch, einem Menschen Konturen zu geben, der ein Leben lang nicht wahrgenommen wurde.«

Und der »Spiegel« resümiert: »Ein schamloses Buch und ein beeindruckendes: Es läßt einen ungetröstet.«

Ludwig Fels, geboren 1946 in Treuchtlingen, debütierte 1973 mit dem Gedichtband »Anläufe«. 1975 erschien sein erster Roman »Die Sünden der Armut«, 1981 »Ein Unding der Liebe« und 1987 »Rosen für Afrika«. Dazwischen publizierte er zahlreiche Bände mit Prosa und Gedichten, es entstanden drei Theaterstücke und mehrere Hörspiele. 1988 veröffentlichte er bei Piper den Gedichtband »Blaue Allee, versprengte Tataren«. Fels erhielt neben anderen Preisen den Leonce-und-Lena-Preis für Lyrik (1979), den Preis des Literaturmagazins des Südwestfunks (1979), den Hans-Fallada-Preis (1983), den Preis des Stadtschreibers von Bergen-Enkheim (1985), den Förderpreis zum Schiller-Preis des Landes Baden-Württemberg (1989) und den Raischek-Preis für Radiophone Kunst 1990. Für »Der Himmel war eine große Gegenwart« erhielt er 1992 den Kranichsteiner Literaturpreis.

Ludwig Fels

Der Himmel war eine große Gegenwart

Ein Abschied

Piper
München Zürich

Von Ludwig Fels liegt in der Serie Piper außerdem vor:
Rosen für Afrika (1363)

ISBN 3-492-11668-x
Neuausgabe 1992
3. Auflage, 9.–12. Tausend November 1992
(1. Auflage, 1.–4. Tausend dieser Ausgabe)

Umschlag: Federico Luci
Foto Umschlagrückseite: Renate von Mangoldt
Satz: Kösel, Kempten
Druck und Bindung: Clausen & Bosse, Leck
Printed in Germany

Die Seelenkunde hat manches beleuchtet und erklärt, aber vieles ist ihr dunkel und in großer Entfernung geblieben. Wir glauben daher, daß es nicht zuviel ist, wenn wir sagen, es sei für uns ein heiterer unermeßlicher Abgrund, in dem Gott und die Geister wandeln.

Adalbert Stifter

Man stirbt nicht, weil man sterben muß, man stirbt, weil es eine Gewohnheit ist, die man dem Bewußtsein eines Tages vor noch nicht so langer Zeit aufgezwungen hat.

Antonin Artaud

Auch eine Art Leben, über den Tod zu schreiben:
man nimmt sich Zeit für die Ewigkeit.

Als mein Bruder anrief und mir sagte, die Ärzte hätten festgestellt, daß bei unsrer Mutter bereits die ganze Bauchhöhle verkrebst sei, ging ich vors Haus und holte die Mülltonne von der Straße herein.

Vor einer Woche erst hatte ich sie im Krankenhaus von T. besucht. Sie hatte mich an der Pforte erwartet, in Morgenmantel und Nachthemd, ungeduldig, ungläubig, als käme ein Liebhaber, sie zu entführen. Die Untersuchungen – Magenspiegelung, Darmspiegelung und gynäkologische Prozeduren – hatten noch keinen Krebsbefund erbracht; sie war vor Erleichterung aufgelöst. Ihr Atem wehte warm und kräftig, und eine milde, durchsichtige Röte lag in ihrem Gesicht, wie eine aus Nebeln steigende Sonne, wenn sie den Rand der Welt berührt und flirrende Vögel aus ihrem Licht stürzen. Sie schien aus einem Traum erwacht, der mit ihrer Geburt begonnen hatte. Sie freute sich, am Leben zu sein; das war sie nicht gewohnt. Und ich freute mich, sie zu sehen, verschont von Schmerz und Leid. Ihre Stimme war weich und zart, und alle Worte fehlten ihr von Anfang an.

Nun wird sie sterben.

Und ich möchte die Welt dafür erschlagen.

Ich weine und hasse mich für jede Träne, die mir auskommt.

Meine Mutter hat nie ein Leben gehabt.
Wie kann so jemand tot sein?

Nur noch eine Untersuchung, die mir bevorsteht, sagte sie.

Dann weißt du ganz genau, daß du nichts hast.

Ja, sagte sie glücklich. Eine Bauchhöhlenspiegelung. Es wird wehtun. Bis jetzt hat alles wehgetan.

Einmal noch, sagte ich, und dann ist Ruh.

Als wenn man ein Stück Viech wär, wird man behandelt da. Weder Muh noch Mäh wird einem hier gesagt. Ein gutes Zeichen, sagte ich und: Du verdienst es gar nicht, daß man dich besucht. Von nun an besuchst du wieder uns.

Damals oder wann das war nahm ich Abschied von einer Gesunden, verließ eine Geheilte, fühlte mich frei und erlöst von Alter und Krankheit meiner Mutter, war angesteckt von ihrem innerlichen Jubel. Sie würde leben, wie sie immer schon lebte in meiner Erinnerung, sie würde irgendwann sterben, aber nicht jetzt, wenigstens nicht jetzt. Sie war gesund, sehr gesund für ihr Alter, brauchte kein Mitleid mehr. Natürlich war der dauerhafte Fortbestand ihrer Existenz eine Illusion, aber so ein Wort klingt nurmehr entfernt nach Schicksal und Sorge. Ich dankte ihr für ihr Glück. Sie war gesund, und ich war frei, mein Leben wieder offen. Ich umarmte sie und ging rasch und leicht, verlor alle Schwere. Nur zurück in mein Leben, in meine Arbeit. Sie winkte, ich winkte. Mir war warm, ich spürte den Schlag der Freude in meinem Blut.

Als ich sie dann das zweite Mal im Krankenhaus besuchte, konnte ich mich nicht einmal mehr an dieses Gefühl erinnern.

Ehe ich zu ihr ging, sprach ich mit ihrem Hausarzt. Er sagte mir, was er zuvor schon meinem Bruder gesagt hatte: die Bauchhöhle sei verkrebst, einwandfrei zu erkennen, die Leber völlig metastasiert, der Primärtumor allerdings noch nicht geortet, aber es bestehe Verdacht auf das Hodgkin'sche Symptom. In den nächsten Tagen würde sie aus der Klinik entlassen und ambulant weiterbehandelt werden. Ihre Lebenserwartung betrage, wenn nichts Unvorhergesehenes passiert, ein Jahr. Sie selber wisse noch von nichts.

Im Park des Krankenhauses hockten Patienten in zerknitterten Morgenmänteln auf den Bänken und hielten ihre Verbände in die Herbstsonne, ab und zu knirschte der Kies unter den weichen Rädern eines Rollstuhls.

Ich ging zur Anmeldung und sagte den Namen meiner Mutter, ich zeigte der Schwester den Strauß Blumen, lächelte tapfer, wie ein Schauspieler lächelte ich, der tapfer zu lächeln versucht, wie ein schlechter Schauspieler, der schlecht lächelte, wie ein Feigling, dann ging ich durch den Korridor und die Treppe hoch, ein paar Stockwerke, so kam es mir vor, ging schnell, meiner Angst davon, bog um eine Ecke, meine Mutter kam mir entgegen, sie schlurfte und hielt den Kopf gesenkt, ich sagte, warum liegst du nicht im Bett?, geht im Krankenhaus spazieren! Da, ich gab ihr einen Kuß auf die Backe, da, gab ihr den Blumenstrauß, für dich!, wo wohnst du? Während ich hinter ihr her ging, wie gehts dir?, was ist los?

Ach, Ludwig, sagte sie, alte Weiber!

Sie ging mir voran ins Zimmer, und ich grüßte die Frauen in den Betten. Meine Mutter hatte ihr Bett am Fenster, und ich lobte die schöne Aussicht, während sie nach einer Vase für die Blumen suchte, hinausging und eine Weile wegblieb und die Patientinnen mich ansahen.

Der Sohn, sagten sie nacheinander, der Sohn von der Frieda!

Der Bruder von ihrem andern Sohn, sagte ich, um einen Spaß zu machen.

Die Schwester mit ihrem Mann kommt jeden Tag, sagte eine der Frauen.

Sie wohnen hier, sagte ich.

Meine Mutter kam zurück, hatte irgendwo eine Vase gefunden, stellte die Blumen hinein, sagte, so viel Blumen, die ich auf einmal kriege. Der und der und der, zählte sie die Sträuße. Nachts kommen sie raus, sagte sie dann.

Wer?, fragte ich.

Die Blumen!, sagte sie.

Achso, sagte ich.

Ach, Ludwig, sagte sie. Sie legte sich ins Bett und sagte mir in vertraulichem Ton, die Luft hier macht mich krank, ich kann nichts essen hier, sagte sie.

Aber wenn du wieder durch die Gegend kraxelst, sagte ich, dann kommt der Appetit von allein, dann läßt du es dir schmecken.

Das Essen ist nicht schlecht, daran liegt es nicht, sagte sie. Wenn die Schwester in der Früh kommt, bin ich längst wach.

Du bist halt ein Morgenmensch, sagte ich.

Ich vertrag die Luft nicht, sagte sie. In der Luft kann ich nicht schlafen. Aber die andern frieren immer gleich, und wenn sie nicht frieren, dann, flüsterte sie, stinkts, und ich kann nicht schlafen.

In ein paar Tagen bist du daheim, sagte ich.

Mir war, als sei jedes unserer Worte, jeder unserer Blicke eine Lüge, eine leichte, freundliche Lüge, erduldet vom andern im Verstehen, daß die Wirklichkeit nicht mehr galt. Wir sprachen über dies und das, uns blieb wenig zu reden, also auch wenig zu lügen. Die Krankheit war eine verschleppte Verkühlung, die sich auf irgendein Organ gelegt hatte, das Krankenhaus voller gratulierender Engel. Ich sagte, sie müsse sich halt in Acht nehmen von nun an, nicht mehr mit dem Rad im Regen und so. Und sie erzählte von meinen Geschwistern, jeden Tag würden sie kommen, manchmal sei ihr das fast schon zuviel, aber man wolle ja den Kindern die Freude nicht verderben, die kranke Mutter im Bett zu sehn. Und dann mischten sich ihre Bettnachbarinnen ins Gespräch, in die Lügen, lobten ihr Naturell, ihren Humor, und sie nickte, und auch das war eine Lüge.

Und wenn es so etwas wie eine müde Dämmerung gibt, einen Schein am Himmel, der mild und bleich ist, dann dieses Licht, in dem ich mir jetzt meine Mutter denke, ein Licht, in dem das funkelnde Blau ferner Sonnen zittert und zerspringt. Die Eltern meiner Mutter gehen über den Himmel. Sie tanzen in den Wipfeln des Waldes, der vor den Fenstern des Krankenhauses beginnt; sie winken ihr zu und rufen in der Sprache der Toten. Die andern Frauen im Zimmer seufzen im Schlaf oder starren sich schweigend an, denken an ihre Männer, an ihre Kinder, und an ihr Unglück zuletzt. Aber ohne Mann hat einem nichts zu fehlen als der Mann und im Alter ein bißchen Gesundheit.

Der Wald hatte dunkle rote Blätter. Hinter mir lag meine Mutter im Sterben und wußte nichts von ihrem Tod.

Ich bin eine Stunde bei dir am Krankenbett geblieben, eine kleine, kurze, erbärmliche Stunde, während der du mir erzählst, daß du den Arzt im Schmerz einen Schinder geschimpft hast, weil er dich für die Bauchspiegelung unzureichend narkotisiert hat. Zum Abschied beuge ich mich über dich, will dich auf die Wange küssen. Du wendest mir, anders kann ich es nicht bezeichnen, deine Lippen zu, ich weiß nicht, wer wen auf die Lippen küßt, du mich, ich dich.

Ich denke an dich. Es gelingt mir nur bruchstückhaft. Dein Bild verwandelt sich dauernd. In meinen Vorstellungen bist du mehr denn je am Leben, flackerst auf mit tausend Gesichtern, jünger, älter, manchmal vor meiner Zeit, aber nie bist du tot, wenn ich mich an dich erinnere, immer etwas gebückt, manchmal etwas beleibt, dann wieder hager und sehnig mit festem, starkem Haar.

Ich denke an dich im Zug von Deutschland nach Österreich. Ich wünsche die Leute im Abteil auf den Mond. Wie sie ihr Leben wichtig nehmen, hat etwas Widerliches für mich. Ihre Stimmen prallen an meinen Kopf, ihre Worte sind einfältig und roh. Sie reden sich zwischen dich und mich. Man könnte sie mit nassen Augen anstarren, und sie würden nichts verstehen. Vorm Fenster die Donau. Tränenwasser. Berge von Nebel am Ufer. Ich bin auf dem besten Wege, mich zu retten. Ich hätte bei dir bleiben müssen, bis zum Ende bei dir bleiben. So aber rette ich mich vor deinem Untergang. Ich lese Zeitung. Die Regierung in Südafrika trägt sich mit dem Gedanken der Wiedereinführung der Auspeitschung. Verteidigungsminister Wörner will Tieffluggebiete in die Türkei verlegen. Frankreichs Premier Fabius nach unterseeischen Atomtests im Ozean um Mururoa: Er steht bis zum Bauch im Meer, gibt unerschrocken dumme Interviews, zeigt sich in der Badehose als lebender Beweis der Ungefährlichkeit, spricht von ein paar kleinen Wellen auf dem Wasser am Explosionsort, die er vom Hubschrauber aus festgestellt hat und die nicht im entferntesten besorgniserregend gewirkt hätten. Sie wird zum Sterben aus dem Krankenhaus entlassen. Wenn es nur das Sterben wäre. Irgendwann wird sie Morphium brauchen. Bis zu diesem Tag sind alle andern Tage ein Geschenk.

Sie lebt. Jetzt und heute. Jetzt und morgen. Sie ist am Leben, nicht bei mir, während ich meiner Angst zu entgehen trachte und schon im voraus beschreibe, was ich hinterher doch nicht in Worte fassen kann. Sie macht Platz für mich, ich trete an ihre Stelle. Ich bin schwach und bilde mir ein, ich hätte mehr Angst als sie, nur um mich zu trösten. Ich bin ein Feigling, weil ich lachen möchte, weil ich am Ersticken bin, weil mir die Brust erstarrt, weil ich denke, mein Leid könnte mich vor ihren Qualen schützen.

Nie kam mir Wien so weit weg vor. In Hütteldorf steige ich um in die U-Bahn. Ich spüre meinen Körper nicht, ich weiß nicht, daß ich ein Gesicht habe. Einen Moment lang denke ich, ich könnte meine Mutter sein.

Zuhause bestelle ich R. die Grüße meiner Mutter, erzähle Einzelheiten, erzähle, was mir einfällt.

Sie habe mir die Rüstige vorgespielt, sage ich. Sie habe so getan, als läge sie freiwillig im Krankenhaus, als tue sie nur den Ärzten einen Gefallen, aber sie habe schon zaghaft gekämpft, sage ich, gegen ihre geheimen Ahnungen, gegen meine Allerweltsworte. Sie sei schon etwas abgemagert gewesen, etwas gelb im Gesicht, ihre Hände auf der Decke hätten irgendwie schutzlos gewirkt. Sie hätte ganz weiche Augen gehabt, solche Augen hätte ich vorher noch nie an ihr gesehn. Ihre Seele sei ihr durch die Augen gedrungen, ihre lebenslang verborgen gewesene Seele. Du wirst es nicht glauben, sage ich, aber sie hat mir von einer eingefrorenen Schweinshaxe erzählt, über die sie sich hermachen wolle mit Appetit, mit erzwungener Gefräßigkeit GLEICH WENN SIE HEIMKOMMT. Hat mir erzählt vom katholischen Pfarrer, der ihr beim Krankenbesuch das Kopfkissen aufgeschüttelt habe wie die Oberschwester höchstpersönlich, obwohl sie doch der anderen Konfession angehöre, von der geplanten Busfahrt in die Lüneburger Heide, an der sie nicht hat teilnehmen können, dieser wunderbaren Fahrt ins Blaue für treue Kunden einschließlich Frühstück mit Sekt und abends Tanz. So hat sie es immer gern gehabt, auch wenn es nur zu oft ein erbärmliches Vergnügen war. Ich zeige ihr die ganze Welt, bevor ihre letzte Reise beginnt. Aber das sage ich nicht. Ich denke, ich lege ihr eine Hand aufs Haar, wenn der Tod ihren Körper an sich reißt, wenn die tausend Sonnen der Schmerzen untergehen und ihre Stirn schwarz wird und ihre Lippen, die so selten geküßt haben, sich verfärben, öffnen, wortlos. Ich lege ihr eine Hand auf die Stirn, bis sie schwarz wird, ich knie neben ihrem Bett und halte ihr die Hände, damit sie mich nicht streichelt.

Der Tod das ist
daß ihr es wißt
das letzte Morgenrot
ein fauler Kuß
ein Biß vom Brot
wie kalter Ruß
er ist
des Lebens letzte List.

Heute wirst du aus dem Krankenhaus entlassen. Aus dieser Ferne zähle ich deine letzten Schritte.

Deine Tochter wird dir in der Küche den Herd anschüren, und du wirst dich auf dem Sofa ausstrecken und die Arme auf der Brust verschränken.

So, wirst du sagen. Endlich! Daheim!

Das mächtigste Möbelstück in der Mansarde ist der Fernsehapparat. Wie ein grauer Klotz hockt er in der düstersten Ecke der Wohnküche, ein dröhnendes Mausoleum, in dem gelebt, geliebt und gestorben wird bis spät in die Nacht, Liebe und Tod, vorgespielt, in Farbe das Blut und die Tränen, die Kranken, die Toten, alle wie von einer andern Welt.

Vom Fenster aus, wenn man den Kopf einzieht, sieht man den Nagelberg, eine bewaldete Anhöhe jenseits des Flusses und die höchste Erhebung vorm Horizont, an einer grünen Flanke der Soldatenfriedhof mit himmelwärts wachsenden Kreuzen.

Morgen, sagst du, seht ihr eure Mutter da hinaufmarschiern! Das hilft gegen alles, gegen Bauchweh und gegen dumme Gedanken. Die haben mich gemästet im Krankenhaus, bald hätte man mich rollen können. Morgen mach ich mir Bewegung!

Also morgen.

Morgen wird man wie aus einem Traum erwachen und mit verrenkten Gliedern daliegen.

Morgen wird das Leben wieder das altbekannte Gesicht zeigen, einfältig, bösartig.

Morgen wird die Kraft in den schwachen Muskel des Herzens zurückkehren, aber Arme und Beine werden den Dienst versagen.

Wir, deine Kinder, haben uns darauf geeinigt, daß du an einer Funktionsstörung der Gallenblase leidest, mehr an einer langwierigen Komplikation als an einer ernsten Krankheit. Daß dir die Galle hochkommt wie gelbes Wasser, ist mit ein bißchen Diät zu kurieren. Deine

Mutter ist an Krebs gestorben, und du hast sie gepflegt bis zu ihrem Tod. Dich pflegt deine Tochter.

Ach, Mutter, jetzt liegt dein Leben hinter dir, jetzt sind wir Vergangenheit.

Gestern sah ich dich atmen. Es war keine Täuschung möglich.

Dein Leben liegt hinter dir. Ein Leben, das ich kaum kenne. Manchmal hast du davon erzählt, aber immer war mir mein eigenes Leben wichtiger gewesen; so wird es kommen, daß ich von mir erzähle, wenn ich dich und dein Leben meine, und nur der Tod, der dir bevorsteht, wird mir nachträglich Teile deiner Geschichte erklären und die Vergangenheit noch vergangener machen.

Warten, daß sie stirbt.

Warten, bis sie stirbt.

Aber wie wird sie sterben.

Überfallen sie die Engel im Schlaf?

Einmal Glück gehabt, nicht gleich gestorben bei der ersten Begegnung mit dem Tod.

Jetzt leben, jetzt nichts als dankbar das Alter vergeuden.

Abends, wenn ich genug getrunken habe, lache ich und trinke weiter und wache auf in deinem Tag, und das wird sich wiederholen, so lange du dich auf den Beinen halten kannst und deine Haut hinwegtäuscht über die Zerstörung, die in dir fortschreitet. In einem Jahr bist du tot. Und die Zeit vergeht. Und mein Schreiben rettet dich nicht, es erlöst dich von keinem Schmerz, hält den Tod nicht auf und macht das Leben nicht besser. Ich bin dein Sohn, ein Fremder vom gleichen Fleisch und Blut, ein entronnener Kopf, wieder jemand, der dir nicht helfen konnte, wieder einer, der nur Träume besitzt und sie billig verkauft. Er macht kein Geschäft. Er liebt dich nicht wirklich. Er leidet dir hinterher.

Mutter, immer wieder, immer weiter treibe ich in mein Leben zurück, weg von dir, weg von der Angst, und ich schäme mich und ich freue mich und schreibe das alles vor deinem Tod in der Hoffnung, es dann leichter zu haben mit dem Abschiednehmen. Wenn sich selbst das Mitleid als hilflos erweist, was bleibt dann zu tun? Mit dir stirbt die Pflicht, mich zu erinnern, daß du lebst. Ich möchte an dich erinnern, ich möchte dein Leben nicht ruhen lassen. Ich weiß nicht, ob man in deinem Alter noch kämpft oder ob man sich ergibt. Du wirst es mir zeigen, und vielleicht bin ich dir dankbar dafür.

Vielleicht bin ich ein Feigling. Vielleicht bin ich ein Feigling, weil ich dich unter Worten begrabe, noch während du lebst, schon schreibe von deinem Tod, von deinen Toden, während du am Leben bist so deutlich wie niemals zuvor.

Ich frage am Telefon, was du sprichst, ob du über Schmerzen klagst. Du, sagt mein Bruder, meine Schwester, nimmst deine Medikamente, das einzige, was du hinunterbringst. Es müßte Tabletten aus Speck und Schmalz geben. Manchmal hasse ich dich dafür, daß du krank bist.

Ich glaube, das, was ich habe, ist die letzte Krankheit meines Lebens.

Sag das nicht. Sag das nicht in meinem Kopf.

Warum kommst du nicht auf Besuch. Du willst gar nicht wissen, wie es mir wirklich geht.

Ich komme, wenn du mich brauchst.

Wann?

Sie verhungert.

Sie erbricht Galle und verhungert, trinkt Mineralwasser, nur Mineralwasser, das verträgt sie; sie hat brüchige Venen, enge Adern; schlechtes Material für Infusionen, Injektionen.

Sie verabreicht sich schmerzstillende Zäpfchen. Auf dem Weg zum Klo ist sie zweimal hingefallen.

Sie verhungert und bricht sich die Knochen. Der Tumor wird hinter der Gallenblase vermutet. Ich, hier, weiß nicht, wieviel sie noch wiegt, was sie spricht. Meine Schwester sagt, sie möchte jetzt immer öfter alleingelassen werden. Ihr Stöhnen, das niemand hören soll, schlägt an den Himmel, schlägt mir die blöde Schmerzgrimasse ins Gesicht. Schwarze Krähen am Himmel, Regen.

Ich, das besagt gar nichts, denke, was wäre, wenn das Sterben nie aufhörte, wenn es gar keinen Tod gäbe. Wenn man wie blaue Luft würde, Schnee oder Staub, in den Kern der Steine einginge oder unter den Flügeln der Vögel um die Erde getragen würde. Wenn meine Mutter tot ist, weiß sie, daß ich ein Feigling war. Ich hielt mich in der Sicherheit der Fremde auf, während sie Schmerz um Schmerz gebar, jeder wilder und stärker, als der vorhergegangene gewesen war, während ihr jede Bewegung ein Schmerz wurde und das Denken zu einer grimmigen Anstrengung: gegen die Qual gerichtet, in all den Nächten, die wie festgestampft sind an Boden, Wänden, Decke, in den Augen, im Mund. Sie lacht nicht, sie weint nicht, klingelt, wenn es hoch kommt, mit der Alarmglocke, die mein Bruder installiert hat und die sie von ihrem Lager aus bedienen kann. Dann kommt meine Schwester aus der Wohnung nebenan geeilt, gibt ihr die Medikamente, macht Tee, eine Schleimsuppe. Und wenn sie nicht klingelt, stelle ich mir vor, schleppt sie sich ins Schlafzimmer und öffnet den Kleiderschrank, faßt ein Stück an und versucht sich zu erinnern, wann sie es zuletzt anhatte, preßt ihr Gesicht in die Kleider, Blusen und Röcke, versucht dem Sommer nachzuriechen. Einmal noch auf die Straße kommen. Einen der alten Wege einschlagen. Die Haare gewaschen und das Gesicht, die grauen Haare, den Staub aus den Haaren und den Schweiß, einmal noch hinausgegangen, bis vor an die Ecke des Blocks. Aber der Blick ist noch zögernder als der Schritt, sobald man seinen Füßen zuschaut beim Gehen, wo sie

Halt suchen und wo ein kleiner Sprung nötig ist, um den Schmetterling nicht zu zertreten, der am Weg hockt mit zerkratzten Flügeln.

Sie steht, gebeugt, am Küchenfenster, schaut auf die Altmühlwiesen, den Schambach, sieht die Sandgrube im Hang des Nagelbergs klaffen, den Weinberghof oben am Waldrand, ihr Leben, den größten und weitesten Teil ihres Lebens und ihres Alters, die gleichen Wolken, das gleiche Grün. Damals. Niemand weiß, wann das war. Nicht genau wie und nicht genau wo. Damals war schon immer. Und sie war, ein Bild, schon seit jeher eingerammt in diesen Boden bis über die Stirn, und ihr Lachen, selten genug, klang immer wie an den Haaren aus ihr gezogen.

Das Spazierengehen war ihre Leidenschaft, vielleicht ihr einziges Vergnügen. Spazierengehend machte sie alle Reisen im Kopf, entkam, schrittweise, ihrem Leben, ging, ein Beispiel, nach einem steilen Anstieg über den Nagelberg nach Schambach, ein schönes, ein fränkisches Kaff, und ich stelle sie mir unterwegs vor, rastend auf dem Hexentanzplatz im stachligen Gras unter verkrüppelten Bäumen. Wind fegt übers Plateau, und die Luft schmeckt nach Harz und Sand. Sie ging lange Stunden, genoß die Aussicht auf die Dörfer, wo sich Dächer und Wolken den Platz streitig machten. Sie kannte die Gegend. Die Gegend war ihr Arbeitsplatz gewesen. Sie wußte, was angebaut war auf Feldern und Äckern, kannte jede Wolke, die den Abend und den Herbst erleben würde. Was für Vögel in den Lüften waren und wo welches Unkraut besonders üppig wuchs, sah sie mit einem Blick: mit dem Blick eines Menschen, der die meiste Zeit seines Lebens im Freien gearbeitet hat. Sie ging über den Burgstall und die Teufelskanzel nach Dietfurt, oder durchs Tal nach Möhren, stieg über den Rappenberg hinauf zum Viersteinberg und sah hinab ins Altmühltal, nach Wettelsheim, Bubenheim. Kirchtürme, wie Stoßzähne vorsintflutlicher Tiere, ragten aus den sanften grünen Wogen.

Diese Heimat war das Maß ihres Daseins, das eher ein Ausharren auf Gedeih und Verderb war. Wahrscheinlich schenkte ihr die Beständigkeit der Landschaft Trost, eine Verläßlichkeit, die im Wechsel der Jahreszeiten lag. Sie kannte kaum anderes, nichts so genau wie ihre Gegend. Die Natur war ihr Besitz, Ersatz für all das, was ihr sonst nicht gehörte.

Unterwegs zu sein hieß für sie, nicht mehr ganz bei sich selbst bleiben zu müssen. Wenn sie die Wohnungstür hinter sich ins Schloß zog und die ausgelaugten Holzstufen hinunterging, hörte sie schon den *feierlich flötenden* Gesang der Rotkehlchen, die verwehten Schreie der Lerche unterm brütenden Himmel, hob vor der Haustür den Kopf, Federwolken, glutvolles Blau oder eine graue, gesprungene Glocke, klirrend vor Kälte, mit zur steinharten Erde stürzenden Winden, die Raben und Krähen mit sich rissen, die Augen blind vom Schnee. Meist ging sie durch die Elkan-Naumburg-Straße ins Papageiviertel ihren Lieblingsweg zwischen Wohnblöcken auf einem dammartigen Fußpfad, der durch Wiesen zum alten Wehr führte, das wie ein Skelett aus rostigem Eisen auf dem Fluß hockte. In der Ferne donnerten Züge den Horizont entlang. Das war ihre Heimat, dieses Stück Weg. Jeder Blick in den Fluß zeigte ihr tausend Bilder, Bilder aus andern Welten, anderen Leben, alle in der Nähe und erreichbar nur in der Erinnerung. Der Fluß war seicht und sein Wasser war trübe, wie geronnen, wenn der Regen längere Zeit ausblieb, und die Wolken jagten schneller als die Strömung in seinem matten Spiegel; ihr Gesicht löste sich allmählich auf, und der Fluß nahm es mit sich fort, zurück in ihre Kindheit; die Welt schlug über ihr zusammen.

Sie geht weiter. Auch in meinem Kopf geht sie weiter. Ihre Füße schleifen übers Gras, und sie hält ihren Körper nach vorne gestemmt, als möchte sie den Erdboden riechen, Dotterblumen, Honigklee und das rauhe, beißende Sumpfgras. In weichgeschwungenen Kehren zieht sich der Weg hangaufwärts. Links der Soldatenfriedhof, Reihen weißer Kreuze, alle möglichen Liebhaber darunter begraben, verfault und vergessen, rechts die Sandgrube, ein felsiger Kessel, an seinen Rändern halbbegrabene Stalagmiten, die aussehen wie die Wurzeln des Berges, der dahinter aufsteigt, der Hang bedeckt mit Getreidefeldern, im Winter Schneewogen mit geriffelten Kämmen, bergauf gegen den Waldrand drängend, übersät mit den Spuren der Rehe, großen, groben Poren.

Der Berg ist ihre Herausforderung. An ihm mißt sie die ihr verbliebenen Kräfte. Hinter ihm geht die Sonne unter, auf ihn fällt der erste Schnee, er ragt über den Nebel, eine schneidend gezackte Stufe für die Riesen der Nächte, die seit Ewigkeiten gegen den Himmel anrennen.

Sie ging weit in ihrem Leben, belohnte sich für die Wege, die sie arbeitend zurücklegen mußte, mit Spaziergängen durch die immergleiche Gegend, ging, manchmal, mit Freundinnen, Nachbarinnen, die ihr dann nicht mehr genügten, wenn sie weiter wollte, als die Gespräche reichten. Meistens aber ging sie alleine, und nie mit einem Mann an ihrer Seite, der die Ziele verändert hätte, oder den Weg, der kräftiger ausgeschritten wäre, an dem sie sich hätte messen müssen, keuchend vor Glück in all seiner Härte. So aber unterhielt sie sich mit ihrem Schatten, dessen Anhänglichkeit sie gerne duldete, oder sie sprach zu all den Dingen, denen sie begegnete und die ihr vertraut geworden waren: Bäume, Bänke, Blumen und frierende Vögel, zu all den sich verabschiedenden und wiederkehrenden

Dingen in dieser blühenden, sterbenden Natur, die von der Zukunft wie von einer toten Ader durchzogen war. Ans Meer kam sie nie. Die Ozeane waren nichts als Wasser in ihren Gedanken. Vom Himmel sprach sie selten, er war jeden Tag anders.

Du warst auf der Erde, immer auf der Erde, die Stirn den Füßen fast voraus, vom Himmel aus nicht zu sehen, so gingst du durchs Leben, von Arbeit zu Arbeit, und dachtest, so sei eben alles, bei jedem sei es so. Der Wald eine Kirche, wie gehabt, und die Kirche ein Platz zum Exerzieren, und Gottes Wille ein Gehöft mit Stallarbeit, dazwischen aber immer wieder hinaus, ins Freie, wie du glaubtest, wie du dachtest, wo die Bäume tanzten, die Wolken sangen, jede Träne halbiert wurde vom Licht und vom Schatten.

Ich habe deine Wege nicht mehr gefunden. Wo du gegangen bist, war hartes Land.

Aber das stelle ich mir nur so vor. Das ist das Kind in mir, das gefräßige, allesverschlingende Kind, das sich eine ewige Mutter wünscht. Es will nicht alleingelassen werden. Alleingelassen verkrüppelt es bis ins Herz. Alleingelassen, ohne geliebt worden zu sein, verwandelt es sich in schreiendes Unrecht. Die Mutter ist der letztmögliche Weg zurück in die Kindheit, in der man nie war. Aber auch das stelle ich mir nur vor: daß die Mutter tot ist. Noch lebt sie: aber auch das ist nur eine Vorstellung. Kilometer zwischen uns, eine kleine Tagesreise, und ständig das Gefühl, sie könnte nebenan im Zimmer sein, so nah, so unendlich nah. Ich richte mich ein in der Trostlosigkeit, ich sterbe mit, zur Begleitung sterbe ich mit, ein Stückchen weit sterbe ich mit, ihr entgegen. Und das ist nichts als die Sehnsucht, im Unglück unmenschlich zu sein. Manchmal wünschte ich, es ginge alles schneller: dann fühle ich wie bei einem Mord. Ich möchte, ein abscheulicher, mitleidskranker Wunsch, daß sie stirbt, bevor die Schmerzen bekämpft werden müssen, daß sie einschläft ohne ein Zittern, ohne eine Zuckung, und ihr Herz im Schlaf aufhört zu schlagen.

Und das Herz ist ein Traum
träumt vom Leben
Jeder Seufzer weht durch die Rippen
wie ein knochiger Vogel
Freund der Wolken, die sterben.
Der Tod und der Wind, sie singen
das fliegende, weinende Lied
vom Herzschlag der Ewigkeit.

Mein Bruder sagt am Telefon, die Zunge sei ganz rot und glänze wie lackiert. Meine Mutter kommt dazu und sagt, sie könne nichts essen, diesmal habe es sie gescheit erwischt: Lebererweiterung! Leberblähung! Das drückt, sagt sie, auf die andern Organe im Bauch, das, sagt sie, drückt mir die Galle zusammen! Ach, ich komm nach Wien, dann gehn wir zum Heurigen, dann sauf ich mir einen Rausch an. Dann fahren wir nach Frankfurt und trinken Apfelwein, sage ich, Apfelwein ist bekömmlicher, leichter verdaulich. Und so reden wir vom Trinken, während sie verhungert, während ich schon betrunken bin.

Eines Tages kam ein Brief von ihr. Ich komme, schrieb sie, nach Wien, mit dem Bus, schrieb uns den Preis für die Fahrt und die Nächtigungen, damit wir uns von der Seriosität des Unternehmens, das die Reise veranstaltete, überzeugen konnten. Ihre Reisegesellschaft war in einem Dorfgasthof einquartiert, ca. fünfzig Kilometer von Wien entfernt, wie ich auf der Landkarte feststellte. Ich bot ihr an, zu uns zu kommen, die Reise mit einem Besuch und einer Übernachtung bei uns zu verbinden; sie schickte uns postwendend das Ausflugsprogramm, das begann mit einer Dampferfahrt auf der Donau durch die Wachau von Spitz nach Melk. In Wien war Große Stadtrundfahrt angekündigt, Schloß Schönbrunn, das Riesenrad im Prater, Kahlenberg und Grinzing. Nächster Tag Weiterfahrt zum Neusiedlersee inkl. burgenländischer Weinprobe. Wir vereinbarten, gegen Abend auf dem Kahlenberg zu warten, um dann in ihrem Reisebus nach Grinzing mitzufahren.

Wir warteten auf dem Parkplatz, Menschenherden drängten aus den Bussen, stapften schwerfällig durch den Wind, der über das asphaltierte Plateau fauchte, als habe er alle Kraft und allen Grimm gesammelt in den Weiten des Ostens, ein Hauch von Meer und Steppe war in ihm, grünes Salz, schwarzer Staub, galizische Grüße, und die Busse aus Skandinavien, Jugoslawien schmetterten ihm ihre Abgase wie aus Geschützrohren entgegen.

Nach ein, zwei Stunden ein Bus mit einer aufgeregt winkenden Gestalt neben dem Fahrer. Sie drängelte sich heraus, eine alte Frau unter alten Frauen und Männern, hektische Flecken im Gesicht, stammelnd, die andern seien schuld, keiner wäre pünktlich gewesen. Wir nahmen sie in die Mitte und führten sie zur Aussichtsterrasse, wo man an schönen Tagen Wien zu Füßen liegen hat, zum Zertreten nah. Statt auf die Stadt zu schauen, sah sie dauernd R. und mich an und erzählte Neuigkeiten aus T. Ich sagte, wenn der Nebel und der Dunst nicht wären, könntest du sehen, in welchem Steinhaufen wir leben. Blaß und fern das Band der Donau, grau in den Horizont gewalzt. Wie sehr hätte ich mir gewünscht, daß sie sagte, da gehörst du nicht her. Aber sie hatte ihre Stadt mitgebracht, die Stadt, in der sie lebte, und ihre ganze Erinnerung war gegen die Fremde gerichtet, in der sie sich befand.

Als ich ihr seinerzeit sagte, R. und ich würden nach Wien ziehen, regte sich keine Miene in ihrem Gesicht, sie stellte keine Frage und benahm sich so, als sei Wien irgendein Dorf in der Nachbarschaft von T.; sie wollte nur wissen, ob wir unsere Katze mitnehmen. So ließ sie uns gehen, in eine Welt, von der sie keine Vorstellung hatte und vielleicht gar keine haben wollte. Es ging ihr nicht in den Kopf, daß Wien nicht in den Bergen lag. Die Donau kannte sie aus der Schule und aus Ingolstadt und Regensburg.

In ihrem fränkischen Reisebus fuhren wir die Serpentinen hinunter nach Grinzing. In den Augen meiner Mutter war dies ein Privileg, das ihr nur zugestanden wurde, weil sie die Frau M. war. Unterwegs erklärte sie der Reisegruppe, daß ich ihr Sohn sei und, mit besonderem Stolz, daß wir in Wien lebten. Diese Mitteilung, die wir bezeugen mußten, machte sie zu einer Respektsperson. Sie sah gar nicht mehr zum Fenster hinaus, sah nur noch uns an, als wären wir ihr unvertrauter als draußen die Stadt. Sie genoß jeden Moment ihrer Reise, war so außer sich und ganz und gar jemand anders, daß es mich fast wunderte, daß man sie noch mit ihrem Namen ansprach. Sie schenkte den Villen der Diplomaten keinen Blick.

In einem Nobelheurigen am Hauptplatz von Grinzing war ein kleiner Raum vor den Toiletten für die Reisegruppe aus Franken reserviert. Bedienungen, glänzend vom Schweiß, schleppten Tabletts mit Gläsern sauren, schwefeltrüben Weins zwischen die Tische. Ich bestellte alten

Wein; man stellte uns eine Karaffe auf den weißgescheuerten Tisch. So argwöhnisch meine Mutter zunächst gegen diese Bestellung war, desto gravitätischer benahm sie sich, als sie die Aufmerksamkeit spürte, die wir dadurch erregten. Sie trank und leckte sich die Lippen, wie man es nach einem Schluck Bier zu tun pflegt, prostete in die Runde. Sie trank rasch und sprach ununterbrochen, trank und erklärte mit rotem Kopf und holpernden Lippen, daß sie das Trinken nicht gewohnt sei, aber heute schmecke ihr der Wein halt so gut und so alt sei sie noch nicht, um nicht auch einmal einen Schwips zu haben, da hätte sie nichts dagegen, gar nichts, Prost! Ich holte am Buffet etwas zu essen, aber sie nahm kaum davon, weil sie dauernd lachen und reden und trinken mußte. Ihr Gesicht glühte und glänzte, und die Zunge kollerte ihr gemütlich im Mund herum. Sie sagte, sie schäme sich, dann schüttelte sie den Kopf. Als die Musik Heurigenlieder anstimmte, schwieg sie heftig, voller Trotz, dann aber, als Geige und Akkordeon zu Schnulzen übergingen, fing meine Mutter plötzlich das Schunkeln an, ruckhaft, ungelenk, aber fest entschlossen, um jeden Preis vergnügt zu sein. So bin ich halt, sagte sie. Nach so einem Leben, sagte sie. Sie stand auf und ging mit schwingenden Schritten aufs Klo.

Sie kommt zurück, wiegt sich in den Hüften, macht ein paar Tanzschritte, trinkt stehend einen Schluck, pflanzt sich plötzlich einem Mann aus ihrer Reisegruppe auf den Schoß, legt ihm einen Arm um den Hals und belustigt sich an der Röte, die ihm ins Gesicht schießt. Er hält sich stocksteif, während meine Mutter lauthals verkündet, daß es sich bei ihm um einen Junggesellen handle, der Schiß vor Weibern habe. Und thront mit ihrem ganzen Gewicht auf ihm und reckt ihm die gespitzten Lippen entgegen, vom Gelächter der Zuschauer angespornt, die schon über das neue Liebespaar lästern. Er ist Junggeselle, Metzger von Beruf, erstarrt unter dem Gewicht meiner Mutter, unter all dem Fett und Fleisch, den stämmigen Hüften, dem vorspringenden Bauch. Meine Mutter quält ihn, in ihrem Rausch quält sie ihn, wie sie von ihren untreuen Männern gequält wurde. Sie springt ihm vom Schoß und tanzt den Ententanz, die gemeinste Form der Selbstentwürdigung, versucht immer wieder den Metzger vom Stuhl zu zerren und zum Mittanzen zu bewegen. Kein Lächeln erscheint in seinem Gesicht.

Meine Mutter, einer beleibten, dickköpfigen Seele gleichend, tanzte und tanzte, sprang um ihn herum, ging in die Hocke, flatterte mit den Armen, sank in die Knie, flatterte mit den Armen, ich weiß nicht mehr, ob sie irgendwelche Laute ausstieß, ob sie keuchte vor Anstrengung, jedenfalls der Mund stand ihr offen und vielleicht hat sie gelacht. Sie war ein unwissendes, unbeholfenes Mädchen, schon immer gewesen, seit jeher geblieben, das jetzt die Stimmungskanone markierte, ein wohlgenährter Schatten im Taumel einer mißglückten Erinnerung.

Der Metzger hat kein Wort gesagt, er hat meine Mutter nicht angefaßt, hat sie nirgends berührt, er hat das Gesicht nicht verzogen, nicht gelächelt, keine Finsternis kam ihm auf die Stirn, seine Augen, ich sah es genau, schwammen in Tränen und Blut, dampften vor Kälte, die sein Schutz war vor dem Geschlecht, das meine Mutter der Lächerlichkeit preisgab. Sie hat ihm die Hose zerdrückt und er hat sein Hemd naßgeschwitzt und geschwiegen, so krampfhaft geschwiegen, daß seine unglückliche Stummheit lauter hallte als das kokette Geschrei meiner Mutter, die fast alle Scheu und Scham verloren hatte, wie liebeskrank balzte, höhnisch nach anderen Männern äugend, Japanern, Afrikanern, egal! Tun, als sei man in seinem Element! Als sei man – unter Umständen – vielleicht aus der Mode, nicht aber aus den Jahren gekommen, noch immer die Königin rauschender Ballnächte in Bierzelten ... So tanzte sie, quakend und prustend, mit hochrotem, wackelndem Schädel, tanzte dem Klotz von Mannsbild etwas vor, versuchte ihn zu necken, zu betören, durchflutet von den Säften einer erinnerten Wollust. Dies war ihre Stunde, endlich ihre Stunde. Die Stunde, der Welt, oder was sie dafür hielt, zu beweisen, daß man, dem Alter zum Trotz, noch nicht vertrocknet war, die langersehnte, oft erhoffte Stunde, in der man genüßlich die erfahrene, durchtriebene Frau spielen konnte, fidele Greisin, geile Närrin – der Wein erlaubte alles. Jeder Schweißausbruch glich einer Belohnung, und allein das Starren guter Bekannter hielt sie davon ab, sich das Kleid vom Leib zu reißen. Sie fickte in Gedanken mit dem Mann, das stand in ihrem Gesicht geschrieben, fickte sich jung. Ich sah da einen Vater sitzen mit meiner Mutter auf dem Schoß; meine Augen waren Spiegel. Sie küßten sich nicht. Ich sah ihm an, daß er nicht vorhatte, meine Mutter anzufassen, daß er ihr derbes Posieren mit einem freundlichen Grinsen belohnte, ganz so, als sei er ihr in gutgelaunter Höflichkeit verfallen. Er dachte an jüngere Tiere. Ich trank, und mein Zorn erlosch angesichts dieses vergessenen Fleisches, dieses Fleisch mit dem Willen zur Lust, längst beherrscht von Alter und Tod.

Sie war betrunken. Ich bin betrunken, sagte sie, sie sah mir ins Gesicht, ich sagte, denk an dein Herz, hier geht es meinem Herzen gut, sagte sie, der Wein, sagte ich, ist nicht ohne, sie trank und sagte, bestellt was ihr wollt, eure Mutter hat einen sitzen, aber ihr ist das wurscht...

Punkt 22.00 Uhr klatschte der Busfahrer in die Hände. Meine Mutter ging wie auf Elefantenbeinen hinaus. Sie sagte, viel zu laut, Auf Wiedersehen. Draußen traf sie die Luft wie ein Hieb. Sie kämpfte sich, mit den Armen rudernd, die Stufen hoch in den Bus und kam mir, kaum oben, rücklings entgegengefallen. Ich führte sie an ihren

Platz. Sie unterhielt sich mit ihrer Sitznachbarin über den Rausch, den sie hatte.

Als der Bus abfuhr, winkte sie uns durch die Scheibe zu, aber sie sah uns nicht.

Ich wollte dich lieben.

Mein, nein, dein ganzes Leben lang wollte ich dich lieben.

Ich wollte dich lieben, wie ich alle Frauen lieben wollte, die mir fernstanden.

Als Kind träumte ich davon, für dich zu arbeiten. Ich arbeitete wie ein Mann und gab meine ganze Kraft, um zu schwach zu sein, dich zu schlagen. Ich wollte dich schützen mit Essen und Trinken, von allem gut und reichlich und mehrmals am Tag; kein anderer Mann hätte das für dich getan. Als Kind wollte ich dein Mann sein, ein Riese, der Gold aus der Sonne kratzt. Nun kann ich mich nicht mehr an mein Leben erinnern.

Sie schläft jetzt. Sie schläft jetzt, am Ende ihres Lebens. In einer andern Stadt. In einem andern Land. Ich möchte, daß sie endlich tot ist. Sie schläft jetzt Tag und Nacht, ich lasse sie nicht leiden; ihr Schlaf gleicht einem Gottesgeschenk, wenn ich will, mit ihrem Schlaf betäube ich mein Gewissen. Schmerz-Kampf. Nadelkrieg. Die Qualen sind im Traum gefangen. Sie schläft in der Küche auf dem Sofa. In dieser Küche schrieb ich meine ersten Gedichte. Damals war kein Tod möglich. Noch bin ich gerettet. Noch bin ich nicht unterwegs zu ihr. Noch wird ein Regen kommen an diesem Sonntag im November. Solange ich schreibe, so lange kann ich mich in mir verkrochen halten.

Wenn ich dich anrufe, klingt deine Stimme, als würdest du auf der Bahre vor meine Haustür getragen. Du sagtest, der Doktor habe dich gefragt, ob du einen erdigen Geschmack im Mund spürst. Selbst Mineralwasser, sagte mein Bruder, könntest du inzwischen nicht mehr bei dir behalten. Ich vergaß zu fragen, ob du weinst. All das, was jetzt geschieht, geschieht millionenmal. Ich will mich hinter der Größe des Schicksals verstekken. Ich fühle nicht viel oder ich fühle es falsch, ich fühle nicht genug, die Angst ist nicht genug, ich vergesse nicht, mir Wein einzugießen oder ein Stück Fleisch zu braten, ich könnte mich umarmen, so weit außerhalb von mir stehe ich, ich kann dir nicht helfen. Nicht mit meinen Worten. Nicht mit diesen Sätzen. Hör zu, dich erwartet ein gigantischer Engel, der dich mit blauem Feuer wäscht, er wird dich tragen, ganz leicht, du wirst alles sehn, Länder wirst du sehn, die wie Bilderscheiben durch die Himmel schweifen, Kristallkontinente, laß mir diesen Glauben. Aber ich beschreibe Gefühle, Gefühle, die du nicht hast, Gefühle, die dir der Schmerz nimmt. Schmerzen, Spritzen, Kotzen. Wände wachsen um dich herum. Wände aus harten Lauten und tiefem Schweigen. Mutter, mein Schädel ist voller Tränen, voller harter Tränen. Ich habe ein anderes Gesicht, wenn ich weine, vielleicht dein Gesicht, bin dann ein Anderer, dein Sohn, der sich unter Anstrengung an unser vergangenes Leben erinnert, an unsern Versuch, zu leben, daran, wie du das Essen beschafft hast für uns Kinder, oder Nadel und Faden, an jedes Wochenbett, wo Störche zuhauf draußen auf dem Fensterbrett landeten, an deine Kniearbeit und an deinen Kopfuntenblick, an dein Glück, das ausbrach, sobald ich folgsam zur Arbeit ging, und an mein Glück, als ich dich verließ wegen einer anderen Frau, die das Wort Liebe aussprechen konnte. Du schreist in meinem Kopf, während ich herumliege, verkrochen im Bett, wie von deiner Haut bedeckt. Ich habe Angst, mich zu betrinken, obwohl mir die Besinnungslosigkeit verlockend vorkommt, ich möchte nicht betrunken sein, wenn ich die Nachricht von deinem Tod erhalte, nicht im Rausch jenseits von Gut und Böse und von dieser Wirklichkeit. Der Tod kommt, kommt jetzt, schnell, mit kleinen, harten Schritten. Er zerstampft dich, und ich schreibe das in der Erwartung dieser Erschütterung. EMPÖRUNG ADE. Du fällst mit dem letzten Laub ins Grab, und Schnee weht es über deinen Namen.

Mein Bruder sagt, sie spricht davon, daß sie bald sterben wird. Wenn die Spritze wirkt und sie in den Schlaf schickt, träumt sie von der Zukunft, spricht im Schlaf von morgen, immer von morgen, als wären die Zeiten, die kommen, für sie. Aber der Tod rast über die Erde hinweg, die einzige falsche Gerechtigkeit.

Ich küß dir die Hände. Du hast sie dir verkrüppelt mit dem Dreck fremder Leute. Du stirbst, nimmst dein bißchen Leben mit. Ich grabe meine Worte aus der Erde in meinem Kopf, das schwächt den Wahn, an Wunder zu glauben. Daß du aufstehst und sagst, ich mache einen Spaziergang zur Arbeit, das wäre wunderbar, lächerlich.

Wenn man in der Nacht geboren wird, beginnt am nächsten Morgen gleich die Arbeit. Das Ende der Arbeit ist der Anfang vom Tod.

Arbeit. Finsteres Wort. Früh raus und dann auf die Knie, daß der Buckel sich auswuchs. Und klein beigegeben, noch kleiner als man schon war. Und nicht aufgeblickt von der Arbeit, und nicht aufgeblickt vom Leben.

Du bist eine Bauernmagd. Du bist dreizehn Jahre alt. Es ist noch Nacht und du gehst in den Stall. Es ist Nacht, und du kommst vom Feld und gehst in den Stall. So verging deine Jugend. So vergingen die Sommer, die Winter. Du hast die Höfe und die Dörfer gewechselt, auf dem Strohsack geschlafen, Mehlbrei gegessen und gearbeitet wie ein Tier, hast Grobheiten ertragen, Niedertracht, Mißgunst, die rauhen Worte und die derben Gebärden. Krankheiten gab es keine, oder wenn, dann nur erfundene, die man sich mit Arbeit austrieb. Gearbeitet wurde bei jeder Witterung, ob der Himmel verbrannte oder die Erde erfror. Mitten in der Nacht war Erntezeit, und im Winter gingen um diese Zeit die Sterne auf; keiner fiel herab. Immer warst du diejenige, der die Arbeit angeschafft wurde, dein Leben lang, und vielleicht kommt dir der Tod wie ein guter Bauer vor, wie einer, der nicht flucht, nicht schlägt. Sein Hof liegt im Paradies. Löwen und Lämmer ziehen dort den Pflug. Es gibt Wiesen, die du nicht mähen, Felder, die du nicht bestellen mußt, Äkker, in denen du nicht versinkst.

Wenn man die Arbeit verschweigt, leugnet man das Elend. Wenn man Worte wie Erfolg und Erfüllung ausspart, steht man vor den Trümmern der Träume. Wenn die Niederlage durch Arbeit lebenslänglich währt, vergißt man die Sehnsucht, die man nach sich hatte.

Als meine Mutter Mitte Fünfzig war und mein Bruder, der Jüngste der Familie, einen Ausbildungsplatz bei der Bundesbahn bekam, wurde ihr die Fürsorgeunterstützung gestrichen. Sie mußte sich Arbeit suchen, bewarb sich in verschiedenen Fabriken, notdürftig ausgestattet mit einem ärztlichen Attest, wonach sie wegen eines chronischen Herzleidens nur für leichte, sitzende Tätigkeiten zu verwenden sei. Zum Glück erklärte sich keine Firma dazu bereit, eine ältliche, kränkelnde Person wie meine Mutter einzustellen. Sie fand einen Platz als Hausgehilfin bei einem Zahnarzt in der Bahnhofstraße von T. Sie schwärmte von ihrer neuen Stelle im Haushalt des Doktors, der eine Frau, drei Kinder und einen Dackel hatte, schwärmte fast wie von einer neuen Familie. Niemand mache sich eine Vorstellung, wie gut es ihr dort ginge, sie koche, wasche, putze, mähe den Rasen, elektrisch natürlich. Sie gelte etwas im Haus, werde gemocht wegen ihrer Gründlichkeit und Sorgfalt, sie und nur sie dürfe die Ordination auf Hochglanz bringen, geliebt von den Praxishelferinnen, jungen Dingern, vergöttert von den Kindern des Arztes, die mit allen ihren kleinen Nöten und Sorgen zu ihr kämen. Die Frau M. sei sie rauf und runter, von morgens bis abends die Frau M. Aber sie mache sich auch ihre schöne Zeit, beim täglichen Einkauf zum Beispiel, den sie wie einen Spaziergang erledige. Genaugenommen sei sie es, die das Sagen im Haus habe, und selbst der Herr Doktor lasse sich von ihr ein bißchen rumkommandieren und sage, was sie sage, werde gemacht, auch wenn es vielleicht so aussähe, daß sie mache, was man ihr sage. Ihre Küche werde gelobt, die Teller abgeleckt, die Töpfe ausgekratzt. Sie wirtschafte sparsam, nur so könne man reichen Leuten imponieren.

Dieses siegessichere, unangreifbare Lächeln in deinem Gesicht, wenn du deine Alltagsgeschichten auftischtest. Das war deine Welt bis zuletzt. Zuletzt deine ganze Welt. Lenkerin der häuslichen Geschicke, Walterin im trauten Heim. Du aus dem asozialen Wohnungsbau, Mindestlohn bei freier Kost. Und gespart, als gelte es die Zukunft, ein biblisches Alter und einen goldenen Sarg. Und Reisen gemacht, Reisen, ach so weit mit dem Omnibus. Treue und Härte hast du bewiesen, jedem jederzeit, Pünktlichkeit und Gehorsam bis zur Selbstaufgabe: eine Vorübung auf den Tod. Meine Mutter hat ihre Arbeit verklärt. Heiligenschein und Dornenkrone war sie ihr. Ein unendlicher Werktag das ganze Leben, ein Wissen, daß Arbeit alt macht, und harte, unwürdige Arbeit unrettbar alt, auch im Herzen.

Und jetzt? Jetzt
morgens, mittags, abends
ein Stich in die Schenkel
links, oben, unten rechts
ein Stich in den Schenkel
Schmerz gegen Schmerzen
ins schwarze Fleisch.
Grüß Gott, Schwester, raus
mit den Kindern, den alten!
Jetzt liegt sie Tag und Nacht
immer wieder Tag und Nacht
von abends bis abends wach
so oft zu wach. Wo
kann man die ganze
Welt zusammenbrüllen?
Mit welcher Stimme? Bei welchem Leid?

Tausend Bilder, übereinandergelegt, bewegen sich in verschiedenen Geschwindigkeiten und zeigen doch immer nur die eine Gestalt, wie sie schläft, sich unruhig wälzt und stöhnt mit aufgerissenen Augen. Sie zerbeißt ihre Worte und würgt sie in die Brust zurück. Finger und Zehen biegen sich im Krampf und etwas Fahles legt sich auf ihre Stirn, als sei in all den erstarrten Falten und Poren ein Meer aus Schweiß versickert. Sprengt sie der Schmerz aus dem Schlaf, versucht sie aufzustehen, hockt krumm und wankend am Rand des Bettes und streicht über ihre knochigen Knie. Sie möchte ihren Schmerzen davonlaufen. Das Fortfliegen lernt sie nicht mehr.

An was denkst du, wenn die Wirkung des Morphiums nachläßt und der erste Schmerz sich wieder rührt, der ruhige Taumel zu Ende geht und die Grelle der Gegenwart noch gemildert scheint, an was, Mutter, denkst du, wenn du zwischendurch zur Besinnung kommst in deiner Pein, wenn von außen die Geräusche der Lebendigen hereinbrechen und die Decke sich wölbt über dir wie ein weißes Auge, wenn die Schrecken der Schmerzen siegen über die Angst vor dem Tod? Ich weiß es nicht, und du wirst es mir nicht mehr sagen.

Es wirft dich auf deinem Lager umher, und deine Stimme, wenn du sie nicht mehr zurückhalten kannst, klingt so gequält, als wärst du auf Kissen aus Stein gebettet.

Ade. Das klingt wie ausgespuckt.
Tot. Welch ein erwürgtes Wort.

Ich sollte dein Leben beschreiben. Den Inhalt deines Kleiderschranks. Deine Mehlschwitzen zum Schweinsbraten. Fotos deiner Männer hattest du nicht. Mein Vater war namenlos. Du sprachst selten über dich, hast nicht gewußt, wie man von einem anderen Leben träumt. Du warst arm. Und allein. Nie war da jemand, der dir eine Last abgenommen hätte mit Sachverstand und Freundlichkeit. Dein Leben ließe sich nur im Film zeigen, in einem Meer aus Licht und Flammen. Du auf dem Fahrrad, unterwegs zum Friedhof, deine Eltern besuchen, die kleinen Gärten ihrer Gräber.

Du warst, kein Verrat, von einer tiefen Verachtung gegen dich selbst erfüllt, hast gelacht und geweint in immergleicher Trostlosigkeit, hättest Liebe gebraucht, ein Glück, das sich alle, die dein Elend bewachten, hätten vorstellen können, einen Mann, einen, der nicht aus dem Gefängnis kommt, einen, den nicht Polizisten wegführen, keinen, der jahrelang fortbleibt und dann ein ganzes Leben. Ohne Mann blieb man arm. Ohne Mann wurde man alt. Ohne Mann war man den Kindern Mutter, sonst nichts, nichts weiter.

Sie weiß es.

Weiß, wie es um sie steht.

Sie sagt es.

Sagt, ihr glaubt wohl, ich weiß nicht, daß ich total verkrebst bin, sagt mir mein Bruder. Der Arzt, sagt er zornig, läßt sie leiden, nimmt sie nicht ernst, weil sie in ihrer ruppigen Art ihren wahren Zustand überspielt, nicht genug klagt. Sie hält ihn für ihren leibhaftigen Todesengel, der das dumme, qualvolle Spiel von Macht und Ohnmacht mit ihr spielt, nur die billigsten Medikamente verschreibt, die kaum Linderung bringen. Sie hätte keine Lust, ihn anzubetteln, und das ärgere ihn. Schließlich sei sie wegen etwas anderem zu ihm gegangen damals. Beschwerden hätte sie gehabt, keine Krankheit. Wenn man schon alt werden muß, soll man wenigstens gesund bleiben. Regen und das Holz gehackt im Hof. Rasch mit Planen abgedeckt und geschwitzt und ach was: auf der Haut trocknen lassen, das Zeug, auf der Haut frieren lassen. Und, ihr kennt mich ja, die Fenster sperrangelweit offen. Und Zug erwischt. Mein ganzes Leben lang hat mir das nicht geschadet. Auf einmal. Jetzt auf einmal. Streut es einen hin, sagt sie im Dialekt.

Heute morgen lag Schnee in Wien.

An etwas Unwichtiges denken.

An Literatur.

Und trotzdem möchte ich ihre Geschichte schreiben, die Partikel ihrer Existenz.

Wenn mein Leben es zuläßt.

Wenn ihr Tod es zuläßt.

(Ich glaube, du horchst auf die Geräusche, die dein Herz von sich gibt, auf diese an- und abschwellenden, flatternden, ruckartigen Geräusche, die dir durch die Brust jagen, die Worte in der Kehle sprengen, die Worte für das, wofür es keine Worte gibt, nicht deine, nicht meine.)

Sie, sagt mein Bruder, sagt, sie hätte ein Gefühl, als zögen kleine Kinder an ihr herum, hingen ihr am Nachthemd, klammerten sich an ihre Beine. Es sind die Kinder des Todes, Zwergskelette; ihre Gesichter Larven aus Gier und Not. Sie saugen ihr das vergiftete Blut aus den Brüsten. Sie sind ihre neuen Kinder, sind wie wir. Sie träumt das, während ihr die Morphiuminjektionen das Gehirn zerflocken. Die Zeit gerät durcheinander, sie halluziniert. Ihr Herz spielt leise, stockend. Aber sie steht auf und geht umher, ißt Haferflocken, Haferschleim. Morgens kommt die Schwester, abends kommt die Schwester, zwischendurch der Arzt, noch nicht der Tod, niemals ich. Ich: im Genuß der Feigheit, ich: im Besitz der Entfernung.

Im Traum war ich in T. Meine Mutter hatte ein bräunlichgelbes Gesicht mit rosigen Malen auf den Wangen, wie hingehaucht vom ersten großen Tod. Sie lachte und freute sich über mein Kommen, nahm mich in die Arme und sagte zwischen den Küssen: Ach, Ludwig, ich habe den Krebs! Ich begann zu weinen, da preßte sie sich an mich, ich spürte ihren Schoß am Schenkel und wollte zurück, aber sie ließ mich nicht und rieb sich an mir. Ich wehrte mich schwach und folgte ihr in ihren Geruch. Es war vielleicht wie die Liebe, und diese Liebe war der letzte Schmerz. Und im Traum erinnerte ich mich an einen anderen Traum, an etwas Wehes, Böses, eisig Geiles. In diesem Traum gab es das Bild dunkelroter Blutkerne, die aus einer tiefklaffenden, weit gespreizten Scheide drangen, wie aus einem Himmel mit verbrannten Wolken. Ich ficke meine Liebe. Erschlagt mich! Ich kenne meine Liebe nicht, woher soll ich sie kennen. Meine Liebe ist das Ficken. Das Ficken ist die einzige Liebe, die mir sicher ist. Vergebt mir! Ich ficke meine Mutter. Meine Mutter ist krank, und ich ficke sie aus Liebe. Es ist, wie alles, ein Traum. Es ist wie alles ein Traum. Ein Traum wie jede Mutter, wie jede Liebe. Es tut weh, das ältere Herz zu haben. Es ist, weil es der Abschied ist von ihr, weil die Dauer ihres Leibes gestundet ist. Ihn festhalten, einmal noch, diesen Körper, der geboren hat, aus dem man stammt, der seine Haut und sein Fleisch verbarg, so weit ich zurückdenken kann. Es ist alles nur, um den letzten Abstand zu überwinden, den Traum, daß sie keine Frau ist, töten im Traum, daß das Leben keine Frau aus ihr machte. Sie selbst hat sich nie geliebt. Woher hätte sie die Kraft nehmen sollen, sich zu lieben, mich zu lieben, die andern Kinder. Ich erinnere sie an ihre Männer. Diesen sauren Schweiß, den ich vergieße. Diese Schnapstränen, die mir auskommen. Diese dumpfen Griffe, ans Geschlecht, zur Waffe, ich kenne sie. Ich weiß nicht, warum, nicht, seit wann, aber der Wunsch, dieser krude Wunsch, mit ihr zu schlafen, ist da, seit ihr Leib in den Vorstellungen, von denen ich geschunden werde, mehr und mehr verfällt, als könne sie durch Geilheit gesunden, als könne die Lust vom Schmerz ablenken. Als hätte der, der Gewalt über das Fleisch hat, Gewalt über den Tod. Aber dann geht die Sonne auf, strömt die Nacht aus den Augen. Und wir sind wieder am Anfang aller Ängste, die uns in die Liebe treiben, in jeden erdenklichen Haß. Meine Mutter liegt in einem Krankenhausbett, dessen unteres Ende nach oben gekippt ist wie der Untersuchungsstuhl eines Gynäkologen. Ihre Füße ragen in die Luft, sind mit Lederriemen an das Eisenrohrgestänge gebunden. Unter sich hat sie eine Gummiwindel, das andere Bettzeug hat man weggenommen. Die Matratze riecht betäubend streng nach Lysol und salzigen Exkrementen. Der Traum ist eine Glocke aus Licht und Eis, über das Bett gestülpt. Darunter sie, ich. Was mich, im Traum, zu ihr bringt, ist der Wunsch, für sie zu sein, was sie nie hatte: ein Mann. Ein Mann für sie, während die schwarzen Engel nach ihr greifen. Ihr

Schoß ruht wie ein kleiner, roter, runder Kopf zwischen ihren Schenkeln. Ich berühre die Haare, die wie verdorrt auf ihrer Haut liegen, ich küsse sie, im Traum, und sie riechen, als wäre jedes ein eigenes Lebewesen, als hätte jedes eine eigene Farbe und eine eigene Gestalt, und ich beiße hinein und ziehe sie durch die Zähne, ohne daß einer von uns beiden einen Laut von sich gibt. Sie bewegt sich nicht. Ihre Augen sehen mich an, weiße Augen. In diese Augen spreche ich meine Gebete, bis ich den Geist aufgebe, spreche von den vielfältigen Freuden der Liebe, den Zuckungen der Ekstasen, beschwörend spreche ich, ein glänzender Lügner. Ich bewege mich leise. Ihre Brüste sind weggeglitten, ich lausche an ihrer Stirn, dahinter kein Geräusch, nichts, nicht einmal das Geräusch der Sterne auf ihrem Flug durch den Weltraum. Meine Mutter im Traum, ein Traum, wie sie ist seit ihrem Tod. Alles geboren aus dem Wunsch, sie festzuhalten. Und ich hielt sie fest. Hielt sie fest, als die Dämmerung im Traum begann, hielt sie umschlungen im Zwielicht des Abschieds. Die Haare waren weiß wie die Augen. Ihre Augen Spiegel nach innen. Ich bewegte mich, bis ihr die Zunge über die Lippen rutschte, umhüllt von einem stumpffarbenen Belag. Ich glaube, ich sagte, ich bin dein Traum und du bist meiner und diese Träume werden sich nie berühren, auch nicht im nächsten Leben. Ich habe dich nicht gerichtet, stieß nie über deine

Augen hinaus, und die Schwere der Lust ließ mir das Gesicht zu Stein werden, und der Himmel, den du sahst, während ich auf dir lag, war aus Stein, aus meiner Erstarrung gehauen und füllte trotz seiner schroffen Erhabenheit nicht einmal eine Pore in Gottes Gesicht. Als ich im Traum mit dir schlief, nahm ich teil an deinem Tod, verlor die Angst vor deinem Sterben, starb mit. Mir ist seitdem manchmal so, als hätten die Frauen das Grab zwischen den Beinen, schöner als jeder andere Ort der Welt. Mit meiner Mutter zu schlafen im Traum, war der Versuch einer Rückkehr. Jetzt ist kein Heimkommen mehr.

Es geht auf Weihnachten zu, Tauben paaren sich in den Dachrinnen, Schneewolken am Himmel, ihre Ränder rosa, wie geschmolzen. Die einzige Nähe: der Traum. Dort waren wir Mann und Frau, meine Mutter und ich. Während sie von ihrer Krankheit geschlachtet wurde. Während ich in den Augen schon Trauer trug.

Was schreibt man einer Mutter? Was schreibt man einer Todkranken? Die Lüge, daß sich der Himmel verfinstert beim letzten Atemzug? Oder daß die Reiter der Apokalypse ihre Esel mit Palmzweigen vorwärtspeitschen? Soll man schreiben, daß der Himmel bei schönem Wetter eine Banalität ist? Daß es einem gut geht, daß einem überhaupt nichts fehlt? Daß ich noch ein paar Tage zu schreiben hätte und dann zu ihr käme? Daß das Schrei ben meine Arbeit sei, eine Ausflucht? Daß ich über sie schreibe, zeilenweise, und daß ich, wenn ich schon über sie schreibe, schließlich und letztendlich nicht gleichzeitig bei ihr sein könne? Aber in ein paar Tagen, da käme ich, ach, in ein paar Tagen, als sei noch Zeit von gestern übriggeblieben ...

Am nächsten Tag fuhren R. und ich von Wien zu meinem Bruder nach W. Der Zug fuhr zu langsam und wie in die verkehrte Richtung.

Wir verbringen die Nacht bei meinem Bruder. Ich schlafe fast nicht, Träume reißen mir die Augen auf. Es ist nicht dunkel genug. Zehn Kilometer weiter liegt meine Mutter, wach oder tot. Mir läuft das Wasser aus den Augen, ich zucke nicht, starre nur durch die Tränen in die Nacht im Zimmer, bewegunglos. Ich übe Sätze, Gesten, übe im Kopf, ihr gegenüberzutreten. Ob ich lächeln soll? Ob ich so tun soll, als wäre ich wie immer? Ich habe Angst vor ihr, Angst vor ihrem Anblick, der mir fremd und allzu bekannt sein wird, vorstellbar schon jetzt, habe zuviel Angst davor, daß ich versage und mein Leben, das von ihr ist, nicht für sie einsetze. Aber die Zukunft, die Kindheit und die Finsternis bleiben unumgehbar. Ich fühle mich schäbig in meiner schmerzlosen Haut. Macht der Schmerz den Menschen zum Krüppel? Raubt er ihm das Gesicht? Ich will gefaßt sein, ich möchte am liebsten zurückgehalten werden, ich versuche mir vorzustellen, wie es hinterher weitergeht, sehe mich essen, düster und betrunken, sehe mich im Supermarkt Geld für Schnaps aus den Taschen schütteln. Manchmal streicht mir der Atem meiner Frau um die Schultern. Ich bete darum, daß meine Mutter schläft, daß sie schlafen kann und keine Schmerzen hat und morgen tot ist oder lebt, wie ich es von ihr gewohnt bin.

Nach dem Frühstück fährt uns mein Bruder im Auto nach T. Die Geradlinigkeit unseres Tuns kommt mir aufgesetzt vor; einmal lache ich sogar, um mir Mut zu machen, um mein hart klopfendes Herz zu übertönen. Wir fahren durch die Dörfer. Von den Straßenbäumen tropft ein Sud aus Nebel und Nässe; die Wälder stehen trostlos und zu fern, Häuser wachsen aus ihnen. Die Stadt T. Steinhalden ringsum am Horizont, wie aus allen Wolken gefallen die Blöcke aus Granit. Begrünter Beton im Ortskern, einfältige Freudlosigkeit. Ein ruhiger Ort, zu sterben, das ja, was die Lebenden angeht, so glauben sie, nur lebendig zu sein, wenn sie arbeiten und schwitzen aus Langeweile. Man schlägt die Zeit tot, hockt wie auf Leichenbergen gemordeter Jahre, und die Häuser sind nichts anderes als bewohnte Grabsteine.

Der Sozialwohnungsblock in der Lessingstraße, lindgrün. Meine Mutter wohnt in der Mansarde. Auf dem gleichen Stockwerk die Wohnung meiner Schwester. Das Treppenhaus riecht nach Keller, Öltanks und Feuerholz, alles wie immer, eine einzige, wahnsinnige Normalität. Wir gehen die Holzstiegen hoch und ich denke, jetzt hört sie uns. Meine Schwester kommt aus ihrer Tür und sagt, sie schläft.

Wir warten im Wohnzimmer. Bruder und Schwester versuchen, mir das Aussehen der Kranken zu schildern. Ich zwinge mich, alles zu glauben, alles noch härter, grausamer und verzweifelter zu sehen und mit jedem dieser Bilder einen Damm gegen die Angst zu bauen, einen abscheulichen Schutz vor dem kommenden, ganz und gar konkreten Erschrecken. Ich warte, erwarte fast, ihre Stimme zu hören. Fertig, ruft sie, gewaschen und kein bißchen krank, kein Krebs, Irrtum, alles Täuschung, der Arzt ein Pfuscher, egal, die Glücklichsten, Kinder, seid ihr!

Die Angst fährt mit kleinen scharfen Stößen durch Brust und Bauch. Gleich werden wir uns begegnen, so, wie wir uns noch nie zuvor begegnet sind: ein angekündigtes Wiedersehen, vom Abschied gezeichnet. Du stirbst, während wir warten. Du stirbst, während du schläfst. Jeden Augenblick stirbst du mehr, stirbst du weiter.

Es könnte sein wie immer, so, wie es jedes Mal war. Es könnte dich gar nicht geben, und alles wäre fast wie immer. Meinetwegen kommst du jetzt zur Tür herein, gesund, die Alte, zählst die Bierflaschen auf dem Tisch und sagst, euer Kaffee ist mir zu stark. Aber es ist nichts mehr wie früher. Mein Bruder sagt, ich les ihr immer die

Briefe vor, die du schreibst. Zwei-, dreimal muß ich sie ihr vorlesen. Meine Schwester schaut nach der Kranken, kommt gleich zurück.

Jetzt sei sie wach!

Sie liegt in der Küche, ihr Bett an der Stelle, wo früher das Sofa stand. Im Herd brennt ein rotes Feuer, die Luft riecht nach Briketts. Neben dem Bett steht, der Länge nach, der Küchentisch, darauf eine Thermosflasche, eine Zuckerdose, ein Salzstreuer, ihre Brille liegt neben einer Rolle Küchentücher. Auf dem Bord des Buffets liegen Arzneischachteln. Ich habe mir einen sauren Geruch im Raum vorgestellt, aber es riecht nur nach ihr, nach der leichten Strenge ihres Schweißes, ihres Atems.

Gemessen daran, daß ich von einer wüsten Phantasie verdorben bin, die mir Würmer im Schädel vorgaukelt und braune Herbstblätter auf dem Geschlecht, sieht sie auf den ersten, verlorenen Blick fast unverändert aus, eingefallener im Gesicht, magerer die Hände und Finger, aber in jedem Fall von starker Ähnlicheit mit sich selbst; ihre Augen sind größer als früher, will mir scheinen, aber an ihre Farbe konnte ich mich ohnehin nie erinnern, und so langsam und erschöpft jeder Blick, als müßte jeden Moment die Welt stillstehn. Ich hatte mir, wie in Märchen üblich, vorgestellt, der Tod läge mit ihr unter der Decke oder säße, weniger zärtlich, neben ihr auf dem Krankenlager, weiß wie in einer Kruste aus Mehl und Kalk:

Na, was, bin ich nicht das Glück? Das Tageslicht, das durch das niedrige Fenster in die Küche fiel, war novemberlich grau und flimmerte griesig, lag wie Watte auf ihrer Gestalt. Ich trat näher, es waren nur ein paar Schritte, dann stand ich vor ihr. Ihre Augenlider heben sich nicht ganz. Ihr Mund hat eine andere Kerbung. Ich küsse sie hastig neben die Nase und setze mich auf einen Stuhl, der in Kopfhöhe ihres Bettes steht und mir neu vorkommt. Meine Schwester macht mich darauf aufmerksam, daß es der Nachtstuhl ist. Ich bleibe darauf sitzen. Ich rede und weiß nicht, was ich sage, weiß lange Zeit nicht, was ich sage und nicht, ob es eine lange Zeit ist, tue, als wären es gar nicht so recht meine Worte, mit denen ich sie begrüße, sie frage, ob sie geschlafen habe und ob sie vielleicht eine Kleinigkeit essen möchte, rede, als müßte ich mich am Schweigen hindern, und in meinen Sätzen vermeide ich alle Begriffe wie *Krank* und *Gesund, Gut* und *Morgen* und *Später,* rede nur über das Essen, das sie nicht ißt, spreche übers Wetter, das für sie schon zu weit draußen stattfindet, erkundige mich, ob sie von ihrem Arzt korrekt behandelt würde, und manchmal glaube ich, ich denke meine Stimme nur. Sie wirkt sehr benommen, meint, es sei Nacht, schickt uns ins Bett. Es sei erst Abend, sagen wir, und ihr fällt nicht mehr ein, welchen Wochentag wir heute haben. Morgens, wenn die Schwester ins Haus kommt, um ihr die erste Spritze zu geben, ist es dunkel, abends, wenn die Schwester kommt, ist es dunkel, dazwischen schläft und träumt sie oder liegt wach und wartet auf die nächste Spritze. Sie muß an den Händen genommen und hochgezogen werden, wenn sie aufsitzen will. In dieser vornübergebeugten Haltung preßt es ihr Schleim aus der Lunge, sie spuckt ihn in einen grünen Plastikeimer. Dann trinkt sie Kamillentee. Dann ißt sie ein paar Löffel Haferschleim, salzt gierig. Als sie nicht mehr essen und nicht mehr sitzen kann, stützt sie in einer ergebenen Geste ihre Stirn an der Tischkante auf, hilflos, kraftlos, allein mit sich und zurückgestoßen von den alltäglichsten Dingen des Lebens. (Es ist dies die Haltung der Engel, wenn sie sich an die Ewigkeit erinnern.) Auch als sie sich dann zurücklegt, muß sie wieder an den Händen gefaßt werden und jedes Hinlegen ist ein Versinken, und jedes Mal verschwindet sie ein bißchen mehr. Plötzlich bin ich jemand, der sie streichelt, der sie zum Klo führt wie bei einer Wanderung über vereistes Gebirge, bin jemand, der die Absonderungen ihres Leibes ansieht mit Achtung und Geduld.

Lider aus Blei und eine rostige Zunge, als du sagst, du möchtest schlafen. Immer wieder sagst du das und sagst, es ist doch dunkel draußen, geht schlafen! Ludwig, seit wann bist du da? Ist R. mitgekommen? Kommt, ihr braucht euern Schlaf! Genug Nacht vor Augen, die Lippen Ballast, die Zähne die Wahrheit, wenn ein Lächeln -

sein muß, ein wissendes, armseliges Lächeln. Bald ist Winter, Mama, der Wein so kalt, wer singt, schluckt Schnee. Die Nacht, Mama, die Nacht ist ein Geräusch, ein Geräusch wie von einem Tier, das seine Muskeln anspannt unter einer knirschenden Haut, springt, von Stern zu Stern, durch blaue Flammen, durch grüne Asche. Du willst uns deine Schmerzen nicht zeigen.

Du sagst uns, daß du sterben wirst.

Christus am Kreuz hat nicht geweint. Man hat ihm keine Nägel durch den Bauch geschlagen.

Es hilft nichts, du sagst, du weißt, daß du sterben wirst.

Du hebst nicht einmal den Kopf, um zu sehen, ob dir jemand zuhört.

Gott gibt dir die Hand, und die Engel werden gekreuzigt.

Ein Sturm fegt die Stadt hinauf zum Mond.

Die Knochen blauer Stein. Das Blut, vor Angst dick, dampft in schwarzen Adern.

Es ist aus mit mir, sagst du, ich weiß, was ich habe. Es wird nicht mehr aufhörn!

Überm Ozean müßtest du schreien.

Meine Mutter, meine alte, graue Mutter. Komm zurück. Um anders zu sterben. Um anders zu leben. Bleib. Ein paar Jahre, ein paar Ewigkeiten. Wohin, wenn die Welt untergeht und du bist nicht da? Und sollte ich je ein Paradies erreichen, finde ich dich dort? Oder wenn die Erde das Paradies war, wird dann der Tod wie das Leben sein?

Du weihst uns in deine Geheimnisse ein, sagst uns, wo im Schrank das schwarze Kleid hängt, das du auf deinem letzten Weg tragen möchtest, und in welchem Fach die Geburtsurkunde, der Meldezettel und das Sparbuch sind. Es klingt, als würdest du von einer Reise sprechen, von einer Reise, die eine andere unternimmt. Aber es sind lauter letzte Wünsche, die du äußerst. So elend einfach ist alles, wenn der Traum des Körpers zu Ende geht, wenn man sich wie ein Gast fühlt bei dem, der einen pflegt. Ich frage dich nach deinen Lieblingsblumen, nach deinem Lieblingskleid. Ich habe alle Blumen gerngehabt, sagst du. Du wünschst dir einen Stein aufs Grab, willst uns keine Arbeit machen. Ich frage dich, welche Färbung der Stein haben soll, hell, dunkel, stelle mir, hineingemeißelt, ein Lamm und eine Taube vor, eine Inschrift: VERGISS UNS NICHT! WARTE AUF DIE ENGEL. Der Stein ist weiß, blendet aus dem Schnee; im Sommer ist er ein ausgebleichter Schmetterlingsflügel. In deiner Stimme kein falscher Ton, als du sagst, daß dich der Pfarrer in seiner Predigt nicht wichtiger machen soll, als du im Leben wirklich gewesen bist. Ich verspreche ihr alles, alles. Einmal für sie da sein. Einmal bis zuletzt erwachsen sein. Ihre Haut fühlt sich weich und heiß und glatt an, und wenn ich ihre Augen sehe, spüre ich die Bewegung, mit der sie aus unserer Welt hinauswächst, mit der ihr Fleisch Erde, ihr Blut Wasser wird. Sie hätte nicht mehr die Zeit, ihr Leben zu erzählen. Und so frage ich sie nach ihrer Liebe, nach ihrer ersten, ihrer größten Liebe.

Ein Bauernsohn aus Solnhofen. Seine Eltern waren gegen diese Liebe, gegen die Heirat mit einer Magd. Er war einer der ersten, die einrükken mußten im Krieg; schwerverwundet kehrte er heim, ein Krüppel, untauglich, seinen Bauernhof zu bewirtschaften; eine andere, eine Geldigere, mußte er heiraten, starb bald darauf. Ein anderer sei mein Vater geworden, ein Schaustellergehilfe.

Und dann erzählt sie die alten Geschichten von der Großmutter, die mich, auf fränkisch, ihr Knechtlein nannte und zeitlebens die Eßwaren vor den Kindern und dem Mann in einen Kasten sperrte, und erzählt die Geschichte meines Großvaters, der alles versoff und zehn Kinder zeugte, von denen die Hälfte überlebte, und selbst sie waren zuviel. Sie war die einzige von den Geschwistern, die zurückblieb bei den Eltern und die Mutter pflegte und den Vater versorgte und sitzenblieb und mich bekam. Dabei wäre sie so gerne eine Bäuerin geworden. Und während sie erzählt, fängt, für einen kurzen Augenblick, mein Leben ganz anders an.

Ich reite auf einem grünen Ochsen in den Fluß, halte mich an seinen Hörnern fest, während sein schwerer Leib die Fluten teilt, halb im Schlamm einsinkt. In der Mitte des Flusses wirft er den Schädel in den Nacken und beginnt zu schwimmen, auf seinen mächtigen Atemzügen treiben wir den Fluß hinab, manchmal uns um uns selber drehend, als hätten wir kein Ziel. Unter den Steinbrücken, in den rauhen, groben Schatten der Quader eingebrannt, die Abdrücke von Vogelskeletten, Flügel und Schwingen zerbrochen, die Schnäbel abgehackt.

Weiter, sage ich, komm, weiter, hier bleiben wir nicht, und die Sonne springt vor uns aus den Wolken, und auf beiden Seiten des Flusses lehnen Leute aus den Fenstern der Häuser, lachen, zeigen auf uns, lachen uns aus. Ich richte mich auf, klein gegen den Himmel, bin reich, über alles erhaben, meiner Mutter gehören alle Berge und Täler, der grüne Ochse, auf dem ich reite, alles kann sie haben, jedes Tier, jeden Mann.

Einige Zeit flußabwärts weicht die Stadt hinter uns zurück und wir kommen zu der Mühle, auf der meine Mutter gearbeitet hat, bis sie mich bekam. Der grüne Ochse wendet sich zum Ufer, steigt aus dem Wasser. Zimmern heißt der Ort, und der Wald wird steil hier, felsig. Der Ochse keucht in der Dämmerung, während er bergauf geht. Hier oben hat ein Einsiedler in einer Höhle gelebt, sagen die Leute. Mein Vater war er nicht.

Meine Mutter ist reich, ihr gehört jeder Mann, auch ich gehöre ihr. Der grüne Ochse frißt das Moos von den Wurzeln der Bäume, und unten im

Tal, zwischen Blumen, liegt die Mühle. Meine Mutter, jung wie nie zuvor, geht über den Hof. Ein paar Knechte, Mehlsäcke geschultert, springen um sie herum. Sie lacht, ich höre ihr Lachen: es bringt den Abend, die Nacht. Sie kommt herauf zu mir und schenkt mir den Mond, lehnt sich an den Ochsen und wartet, bis ein Mann, den ich nicht kenne, aus der Dunkelheit tritt. Er schenkt ihr eine Sonnenblume aus Stanniolpapier. Der erste Mann ihres Lebens, er hat meine Mutter bekommen, nachts im Wald.

Unten im Tal erloschen die bunten Glühbirnen auf dem Kirmesplatz und Sterne zogen am Himmel auf, und die beiden hörten ihr Rauschen, das Rauschen gigantischer Körper und gigantischer Kälte, und ab und zu den Todesschrei eines gejagten Tieres tiefer im Wald. Wie aus funkelndem Glas gegossen lag der Fluß zwischen den Wiesen. Die Zunge des Mannes glitt ihr über die Lippen, sein Atem roch nach dem Krieg. Er erzählte ihr von den großen Städten des Nordens, während er ihren Busen abdrückte und sich den Hosenstall aufknöpfte. Sie lag bewegungslos auf der Erde, sank in ihr ein, als er sich auf sie legte und sein Gesicht vergaß. Sie warf ihren Kopf zur Seite, als er in sie stieß, und er quetschte ihr das Blut aus dem Bauch mit seinem Gewicht, einen Strom Hitze, brennende Hitze und Schmerz, versetzte ihr, als er heftiger wurde, derartige Stöße, daß ihr die Glieder wie willenlos zu zucken begannen, wurde schwerer, als er sie vergaß unter sich und seinen Samen in ihr verlor. Dann kam sein Schrei, und sie fiel mit ein in diesen Schrei, erschrocken über den Mann, erschrocken, daß so die Männer waren, so ohne Dank die Hose hoch und »Es ist kühl, steh auf!« gesagt zum Abschied, keinen Blick mehr auf ihr schwarzes, nasses Geschlecht geworfen, »Komm, es ist spät!« gesagt, ein Stückchen vorausgegangen und gewartet, bis sie sich erhoben und den Rock glattgestrichen hatte. Für einen Augenblick war ihr, als hätte seine Stimme geleuchtet, als er sagte: »Ich schreibe dir, wo ich bin, im Winter bin ich daheim!« Und sie, sie hatte nichts erwidert, hatte die Bäume angefaßt unterwegs, als müsse sie sich festhalten, rieb an der Rinde ihre Finger, die rochen, anders rochen, als sein Atem gerochen hatte, nach Salz, nach einem Blut, das anders war als das aus einer Wunde. Er nahm sie endlich in den Arm und sein Gang war müde, als sie hinabgingen ins Tal.

Aber vielleicht war es auch ganz anders, nicht so märchenhaft gewöhnlich, vielleicht machte er dir das Kind, das ich bin, im Stehn, hastig und achtlos, hinterm Karussell, die Bierflasche kurz neben sich auf den Boden gestellt, eine junge Frau an die Plane gepreßt, auch so könnte es gewesen sein, ein unterdrückter Fluch, weil die Jungfernschaft die Sache erschwerte, auch so, ganz anders, du wäschst dir das Haar und flichst es um den Kopf, ziehst dein bestes Kleid an, das

Festliche für den Sonntag, weil schön willst du sein, keine Magd, die jeder kennt und jeder Frieda ruft. Vorm Spiegel läßt du die Schultern hängen, damit Muskeln und Knochen nicht so stark hervortreten, drehst dich schüchtern im Kreis, tanzt mit rotem Gesicht ein paar Schritte durch die Mägdekammer, riechst am Bettlaken deiner Zimmergenossin, dann an deinem, und das Herz klopft dir unnatürlich laut. Dann gehst du hinaus und machst ein erwachsenes Gesicht.

An der Schießbude stehen Knechte aus den umliegenden Dörfern. Sie winken dir zu, du gönnst ihnen keinen Blick. Sie sind betrunken und zielen mit den Gewehren auf dich. Einer von ihnen trägt einen Kopfverband. Du hast keine Augen für sie. Er steht am Karussell und läßt die weißen Kutschen im Kreis herumfahren. Die Rappengespanne schlagen mit den Hufen aus, zugedeckt mit Drehorgelmusik das Getrappel, das Knirschen der Räder. Du darfst umsonst fahren. Du willst nicht, daß er lacht. Du streckst ihm die Zunge heraus. Er lacht, und du fliegst in der Kutsche an seinen Augen vorbei. Die Fahrt dauert lange, die Reise, überall gibt es andere Dörfer, aber niemand kennt dich dort mehr. Eine reiche Frau hat einen schönen Mann. Aber einmal muß man aussteigen, sich die Beine vertreten, spazierengehen, nicht zu weit weg von ihm und nicht zu sehr in seine Nähe. Aus dem Wirtshaus schallt

Männergesang, du summst das Lied mit, bis dir jemand von hinten die Augen zuhält, der Schutzengel. Er raucht ein Zigarette und sagt, wenn er Feierabend habe, sei der Sonntag lang noch nicht vorbei.

Hast du Angst gehabt? Hast du viel Angst gehabt? Oder blieb dir gar keine Zeit, Angst zu haben? Hat er geseufzt oder hat er gelacht, hat er geflucht, dir wehgetan? Oder war er es, der Angst hatte? Es wird, denke ich, wenig Zärtlichkeit gewesen sein zwischen euch, eher wie ein Notwerk alles, ein Befehl der Natur und das Gerede, daß Mann und Frau, wie hart es auch kommen mag, zusammengehören, sich ergänzen, gegenseitig brauchen; er säuft, sie heult, er schlägt und fickt sie, damit sie merkt, daß er ihr wieder gut ist. Oder war es nicht einmal so eine Liebe? Ich wollte, ich könnte glauben, daß du glücklich warst in dieser vergangenen Zeit, in diesem vergangenen Leben, einmal in deinem Leben, anders gesagt, in deinem Leben vor mir. Aber er hat dich vergessen, das war sein Betrug. Du hast ihn nicht halten können mit deiner Angst vor ihm, deiner Liebe. Die Magd hat Lust, will werfen, säugen, Mutter spielen, die harte Arbeit loswerden, wartet nicht auf einen jungen Bauern, flackt mit dem Zigeuner im Gebüsch, der ein Deutsch spricht, daß man seinen Namen nicht versteht. Gab es Sterne? Gab es einen Mond? Bist du gekniet? Mein Kopf ist voll von der Wärme deines Geschlechts, sie ist mein Schutz vor Steinen, Wänden und Mauern. Du hast mich geboren, mich, der nicht leben kann, nicht wie du und nicht wie ein anderer Mensch.

Während du über den Kirmesplatz gingst, fiel ich auf die Erde, zwischen deinen Schritten fiel ich auf die Erde, lag da, auf dem Mond deines Lebens, lag da wie das Ende deiner Liebe auf diesem schwarzen Mond. Du hobst mich hoch, gingst weiter, zur Mühle, wo deine Kammer war, starrtest mich an und gabst mir deine nasse Brust zu trinken, ehe ich hätte schreien oder weinen können. Du hättest besser getan, mich mit dem Kopf auf die Erde zu schlagen, auf diesen Mond, auf die Steine, weil ich das Ende deiner Liebe war, dein ganzes Leben noch vor uns, gegen die Bäume, die dastanden wie Männer, wie finstere Männer. Du trankst die Tränen deiner Männer, meine Tränen, das Gift der Schmach und der Trauer. Ich war viel zu groß, schrie und fraß Löcher in die Luft.

Du schläfst, hinter den Wänden, den Mauern, durch die ich deinen Atem höre, deinen warmen, finsteren Atem, der dich von Tag zu Tag mehr verläßt, schläfst. Lange, zu lange. Verschläfst, wie soll ich sagen, den Rest deines Lebens, deines immer kürzer werdenden Lebens. Die Angst, daß du gestorben, daß du schon tot sein könntest. Oder daß du schreist und wir, müde vom Warten, schlafen. Daß du leidest, während wir schlafen, bis in unsere Träume hinein.

Aber irgendwann wachst du wieder auf, und wir kommen an dein Bett, und du bist überrascht, mich zu sehen, hast vergessen, welcher Tag heute ist, hast es wieder vergessen und glaubst uns nicht, wenn wir dir die Uhrzeit sagen, verwechselst Morgen und Abend, trinkst Kamillentee, ißt Haferschleim, verlangst plötzlich Fleisch und kaust, uns zum Gefallen, ein paar Streifen gedünstetes Kalbsschnitzel, eine zerdrückte Kartoffel dazu, erbrichst in den Plastikeimer.

Wir kommen, wir gehen, kommen und gehen. Ich bleibe nicht bei dir. Und immer wieder nehmen wir den nächsten Zug. Wir sagen, es ist Tag, es ist Nacht! Wir fragen, hast du Hunger, hast du Durst? Du mußt uns sagen, ob du müde bist, wann du Schmerzen hast. Deine Söhne verlassen die Küche, wenn dir deine Tochter ein Zäpfchen gibt.

Der Pfarrer kommt. Er gibt uns allen die Hand und setzt sich an den Küchentisch in Kopfhöhe der Kranken. Ich stelle den Plastikeimer weg, und wir sprechen mit ihm das Vaterunser. Ich falte die Hände und weine beim Beten. Meine Mutter hat eine ruhige, klare, kindliche Stimme. Dann reden sie über Gott und den Tod, und meine Mutter sagt, was sie sich zu ihrer Beerdigung wünscht. Der Pfarrer kann nicht glauben, daß er sie nicht trösten muß, daß sie sich kein falsches Weiterleben wünscht. Er war Missionar in Afrika. Einen

Menschen wie meine Mutter hat er noch nicht erlebt, sagt er. Sie dankt ihm für sein Kommen, und er dankt ihr, daß sie ihn so gestärkt auf den Weg schickt. Wenn es Angst ist, die meine Mutter an Gott glauben läßt, so ist es eine ganz und gar kreatürliche, eine, mit der man das letzte Leben zu Ende bringen muß. Ich habe geweint, weil es diesen ihren Gott gab. Er hat durch den Mund meiner Mutter gesprochen: Worte aus Glas.

Die Zeit vergeht anders, wenn jemand stirbt. Ich wünsche mir ihren Tod jetzt, bin fast ungehalten, weil sie so langsam stirbt. Wenn ich abreise, kann es sein, daß ich sie nicht mehr lebend wiedersehe. Im Himmel zerbricht ihr Gesicht.

Ab und zu spricht sie von ihrem Leben, was ihr gerade einfällt, oft von Menschen, die wir nicht kennen und die sie gerne noch einmal sehen würde zum Abschied, jetzt könne sie noch reden, ohne das Gesicht zu verziehen. Ich rufe die Leute an und lade sie ein zum letzten Besuch. Sie sieht glücklich aus, will schlafen. Wir lassen sie allein.

Und warten.

Und es kommen die Totgeglaubten, die Wiedergenesenen, es kommen die Springlebendigen, die Auferstandenen mit Erde in den Haaren und Federn im Gesicht, sie alle kommen, Längstvergessene, mit denen sie tanzte, als Gott die Welt erschuf, aber auch jene, an die sie sich nicht im Traum erinnert hätte, sie kommen gewankt und gekrochen oder rüstig, wohlauf und schmettern ihre Grüße in alle Winde, die sie auf die Gesundheit lassen, rosig wie Abendwölkchen. Einer nach dem andern erscheint, wie ihrem Gedächtnis entsprungen, und weiß vor lauter Abschiednehmen nichts zu sagen.

Als sie alle fort sind, die Zeugen ihrer Vergangenheit, die Küche wieder geräumt von nach Winterschweiß riechenden Mänteln, das Kommen und Gehen vorbei, ist sie ermattet und zugleich von einer großen Wachheit beseelt, erfüllt von vergessen geglaubten Erinnerungen an tote, lebende und entfernte Bekannte, alle gegangen, alle gegangen, die wenigen, mehr hat kein Mensch. Sie kann sich vorstellen, wo und wie sie leben, und nicht nur das, auch wo und mit wem sie weiterleben, schon jetzt, und dann nach ihrem Tod; daß sie wiederkommen und an ihrem Grab stehen werden, wie sie eben an ihrem Krankenlager standen.

Sie spricht davon, wie es dazu gekommen ist, daß sie das Haus ihrer Eltern verloren hat, und ich erinnere mich an einen grauen Abend im Spätherbst, als ich hinter einem mit Möbeln beladenen Handwagen durch die Hauptstraße von T. ging, nicht wußte, wohin, nicht wußte, warum, und vorn an der Deichsel zog meine Mutter wie ein buckliger Gaul, zog mich in eine andere Straße, in ein anderes Haus, zog mich aus meiner Kinderzeit.

Sie hat dünne, trockene Lippen, erzählt, ihre Schwester M. sei vor einigen Tagen zu Besuch bei ihr gewesen und habe ihr Fotografien vom Grab ihres Mannes gezeigt, der Bauunternehmer in Staffelstein war, auf den Fotos ein Berg aus Kränzen, genau aufgezählt die Abordnungen der Vereine, denen der Verstorbene angehört hatte.

Aber neidisch bin ich nicht, sagt sie.

Später sagt sie, die letzten Jahre waren gar nicht so schön.

Ich warte.

Sie haben mich schlecht behandelt, sagt sie.

Wer sie?, frage ich.

Ich hab dir bloß nichts gesagt, sagt sie.

Was nicht gesagt?

Weils dich aufgeregt hätte! Dir kann man sowas nicht sagen! Man hat mich schlecht behandelt beim Zahnarzt. Nichts war mit Frau M. rauf und runter. Aber wenn ich was gesagt hätte, wäre ich die Stelle losgewesen. Ich hab halt nicht mehr so können wie eine Junge. Aber auch für eine Junge wäre es manchmal zuviel Arbeit gewesen.

Warum hast du mir nichts gesagt?

Du hättest alles nur noch schlimmer gemacht. Ich hätte es dir überhaupt nicht sagen sollen. Zuletzt gehst du noch hin und stellst was an. Wenn ich das bißchen Geld nicht so nötig gebraucht hätte, ich wäre schon mit Sechzig in Rente gegangen. Jetzt hab ich gar nichts mehr gehabt.

Wenn sie gesund gewesen wäre, hätte ich sie angeschrien. Es hilft nichts, an Gott zu denken oder an irgendwelche anderen unfaßbaren Gerechtigkeiten. Ihrem Schweigen verdanke ich Jahre, in denen es mir gutging, Jahre, in denen ich eine alte, schuftende Frau in erträglicher Sicherheit wähnte und alle meine Hoffnungen und Sehnsüchte an die Literatur verschwendete. Das Leben, das ich nicht mehr kannte, nicht mehr erkannte, war keine Kunst. Ich hätte ihr nicht helfen können, nicht mit meiner Kunst, nicht mit meiner Literatur, nicht mit meinem schlechtbezahlten Glauben an Menschlichkeit oder Politik. Ich habe lieber geglaubt, daß es ihr gutgeht, um mich ungestört der Erfindung meiner eigenen Realität widmen zu können, ich Narr meiner schönen Worte. Es war alles ein Frevel an der Empörung.

Ich weiß nichts zu sagen, und selbst das ist noch eine Wohltat.

Einmal nimmt sie R's. Hand, legt sie an ihre Wange, schließt die Augen. Es ist ihr Abschied von der Frau, die ihren Sohn in ein anderes Leben mitgenommen hat. Das Bild vergeht nicht. Es ist ein schönes Bild: Zwei Frauen. Zwei Frauen, die mich kennen wie sonst niemand. Und jede weiß mehr über mich als die andere, jede hat eine andere Einsamkeit davongetragen, hat ihren Traum von Liebe an mich verschwendet. Es lag so viel Trost und Schutz in dieser Gebärde, so viel Vertrauen, so viel Ergebenheit, daß ich bei diesem Anblick alle Starre verlor und brennen wollte für die Gewißheit, daß der Mensch gut sei, daß diese Frauen gut seien, diese beiden Frauen in ihrer leisen Reglosigkeit.

Der Tod macht dich zu einer Frau, der Tod macht dich zu meiner Mutter. Ich will, daß du sagst: bleib da!

Der Fernseher in der Ecke ist ein Block aus grauem Glas. Der Hausrat wird Gerümpel. Nachts geistert meine Mutter durch die Wohnung und beseitigt ihre Geheimnisse. Alle Äußerlichkeiten, die zu ihrem Leben gehörten, fallen über den Rand der Welt. Mauern, die Nachbarn auf fernen Planeten, über die ganze Milchstraße verstreut, und es ändert nichts, daß man sie durch die Wände hört, ihre laute Musik, ihr Türenschlagen, ihre Art, an ihre Einsamkeit zu glauben.

Zum Pfarrer sagtest du: »Meine Arbeit hat nur aus Arbeit bestanden.«

Damit war dein Leben erklärt.

»Ich habe keine Angst vor dem Friedhof. Auf dem Friedhof habe ich keine Schmerzen mehr.«

Solche Sätze lassen die Erde beben.

Zu deiner Tochter, als sie weinte: »Was greinst du denn? Sterb ich oder stirbst du?«

Zu mir: »Jeder Mann hat seiner Frau ein Trumm Haus hingestellt. Die haben leicht angeben! Ich hab keinen Mann gehabt, aber ich hab auch meinen kleinen Palast.«

Ihr Palast. Darin wohnt sie seit einem Vierteljahrhundert, wohnt unterm Dach, ohne Bad, ohne Warmwasser. An der Abwäsche in der Wohnküche ist der einzige Wasserhahn der Wohnung. Ein Kohleherd, ein Ölofen, Klo und Speis getrennt. Der Häuserblock steht am Stadtrand. Vom Küchenfenster aus sieht man den Bahndamm, der sich wie ein Wall durch die Landschaft zieht. Sie hat es sich für ihre Begriffe schöngemacht daheim, hat gespart und tapeziert und in der Wohnküche sind beige Styroporplatten an die Decke geklebt. Es ist ein Palast, ein gesegneter Kerker, in dem die Engel ihre Sünden abbüßen.

»Mein ganzes Leben«, sagst du, »hat man auf mich heruntergeschaut, jetzt will ich nicht haben, daß man auch noch auf mich im Sarg herunterschaut!«

Dann sagst du: »Morgen gehn wir aber spaziern!«

Wohin? An dein Grab?

Deine Seele, sie hockt mir auf der Schulter, links, eine Eule mit Augen wie Feuerräder, in ihren Federn der Geruch urzeitlicher Stürme und der Glanz blauer Sonnen.

Du hast an alles gedacht. Deine Zukunft ist dir näher als uns.

Du sagst: »Ich habe keine großen Sünden begangen.«

Gott hat ein Herz. Er trägt es wie ein Kainsmal auf der Stirn.

Ich kenne dich, wie ich will, ich kenne dich nicht, unsere Lügen sind zum Lachen. Guten Morgen. Sie verschied plötzlich nach langem Leiden. Gute Nacht. Du hast keine großen Sünden begangen, du kamst vor lauter Arbeit nicht dazu.

Als du schwanger warst mit mir, mich im Bauch schlepptest, unterm Herzen trugst, egal wo, in dieser Zeit hast du deine krebskranke Mutter gepflegt, so lange, bis sie starb, und ihr Sterben und meine Geburt gingen fast ineinander über. Und obgleich ich in Gegenwart eines grausamen Todes zur Welt kam, wie um dich mit äußerster Verzweiflung zu bestrafen, bin ich dir dankbar für dieses wahnwitzig schöne, hundsdumme Leben.

Ich glaube, ich habe vor deinem Tod mehr Angst als du.

Worte, die ich nicht sagte.

Wenn es Himmel und Hölle gibt, wo, wenn überhaupt, werden wir uns dann wiedersehen? Was, wenn es mehrere Himmel und noch mehr Höllen gibt?

Worte, die ich nicht aussprach.

Wie verachte ich diese feige Dankbarkeit, die ich empfinde, weil du so tapfer stirbst, dich so klaglos ergibst.

Meine Worte. Alles nur meine Worte. Gehirndreck. Wenn das Herz nicht schlägt wie Donner in einem Gebirge aus Glocken, ist alle Angst, alle Trauer nicht wahr.

Ich sage ein paarmal Auf Wiedersehn, ich sage es jedes Mal viel zu laut. Ich sage, ich schreibe dir. Ich rufe dich an. Es sind die schwersten Worte des Lebens. Sie schürfen Zunge und Lippen auf, kratzen im Rachen. Ich sage, wenn du glaubst, es ist soweit, dann komme ich, laß es mich rechtzeitig wissen, ich will bei dir sein, wenn es soweit ist. Wir stehen an deinem Bett. Habe ich deine Hand losgelassen? Hatte ich Beine und Füße, als ich zur Tür ging? Warum hast du nicht geschrien? Ich wäre umgekehrt, hätte mit dir geschrien. Der See in jedem Menschen, gewöhnliche, alltägliche Tränen. Ich ließ dich liegen, ging in mein Leben zurück, hob die Arme nicht gegen den Himmel, schlug im Geiste andere Menschen tot, nur weil sie lebten, weil sie nicht starben an deiner Statt. Du warst wach, als wir gingen, hast jedes Wort, jeden Blick verstanden. Es war alles beredet. Du würdest sterben und wir würden dich begraben lassen, und in deine Wohnung würde, weil sie geräumiger war, deine Tochter mit ihrem Mann ziehen, und ich würde öfter nach Deutschland kommen, auch nach T., so daß fast alles so bliebe wie bisher, nur du wärst nicht mehr da.

Dann geht man, nimmt den nächsten Zug, rührt sich nicht vom Fleck, steht an der Tür, hält noch immer ihre Hand, ist endlich auf der Treppe, verlassener als die Verlassene, im Zug, an der Grenze, und küßt sie auf die Wange, starrt wie betäubt zum Fenster hinaus und sieht ihre Augen, sieht in ihren Augen, daß sie es war, die Mitleid mit uns hatte. WENN DU TOT BIST, BIN ICH NIRGENDS MEHR DAHEIM.

Ich schrieb ihr einen Brief. Ich schrieb ihr in diesem Brief, daß ich sehr froh sei, bei ihr gewesen zu sein und mich darauf freue, sie wiederzusehen, schrieb, daß ich, liebe Mutter, ein alter Depp, Dich oft von oben herab behandelt, nicht verstanden, nichts begriffen habe von dem, woran Du Gefallen hattest. Ich schrieb ihr, Tiere seien manchmal gerechter als Menschen, das Paradies tausend Mal schöner als jedes Schloß Neuschwanstein. Sie solle sich ausruhen von ihrem Leben, schrieb ich, nächsten Montag oder Dienstag kämen wir wieder zu Besuch. Schrieb ihr, R. und ich könnten hier eine andere Wohnung bekommen, mitten in der Stadt, im 4. Bezirk, der Wieden heißt, zwischen grausam grauen Häusern, kein Baum vorm Fenster, und daß ich mit ihr zu oft in den Wäldern, auf den Dörfern gewesen sei, um jemals Steine zu mögen. Zum Schluß schrieb ich, ich wolle sie jetzt nicht länger mit meinen Geschichtchen stören, und wünschte ihr einen schönen Traum.

Den Brief legte ich ihr in den Sarg.

Ich kam zu spät.

Es war ein Sonntag, und sie tat den letzten Atemzug, als der Pfarrer am Küchentisch Platz nahm.

Ich kam zu spät.

Da lag sie schon in ihrem dunklen Kleid, das

weiß gemustert war und aussah, als wären Schoten aus Schnee darübergestreut, lag auf einem zartrosa, straffgespannten Laken in ihrem Bett in der Küche, das ohne Decke, ohne Kissen nackt wirkte. Das Fenster stand offen, die Luft rauschte kalt herein, ihr Gesicht war wie von Safran und Milch überzogen. Die Gemeindeschwester hatte ihr ein weißes Tuch um das Gesicht gebunden, das den Kiefer zusammenpreßte. Ich strich ihr mit dem Zeigefinger über die Stirn und ins Haar. Ihre Haut fühlte sich an, als hätte sie im Freien geschlafen. Und ich sagte »Mama«, immer nur »Mama« und konnte nichts anderes sagen vor R. und meinen Geschwistern und bat sie, mich mit ihr allein zu lassen. Es zwang mich auf die Knie, ich war froh und weinte, betete wie noch nie zuvor im Leben, Dank und Bitten, alles durcheinander, ich sagte, nimm mich mit, ich verlasse dich nicht, warte auf mich, ich vergesse dich nicht. Und ich erwartete, daß sie aufstand und mir eine Hand auf den Kopf legte, ich hatte keine Angst vor dem Tod, der in ihr war. Ich sagte, du bist da, du bist noch nicht fort, ich danke dir, daß du hast sterben können, daß du dich hast sterben lassen können, ich freue mich, daß du tot bist, ausgelitten hast, danke, Gott, ab ins Paradies, du hast es gut, Mama, ich weiß, du hast es gut, Mama, ich weiß nicht, warum ich weine.

Ich kniete auf einer harten Wolke aus Kälte.

Wenn ich mir die Tränen wegwischte, sah ich ihre Füße: Kein Abdruck würde bleiben irgendwo auf der Erde, keine Spur von ihr im Staub der Geschichte. Wie weggeweht würde sie sein. Vorm Fenster trieben die Himmel vorbei, und in mir war ein Mahlen bis tief in den Schädel hinein, eine Art Körpermusik, eine mißtönende Melodie aus Fleisch und Blut und Knochen, aus Unglauben, Trauer, Schmerz. Es war nichts Großes in meiner Verzweiflung, das Kind schrie in mir und der Mann hielt den Mund, und ein paar Tränen der Liebe waren dabei, aber am meisten weinte ich, weil mit ihr die Erinnerung an mein Kinderleben gestorben war.

Sie lag da, in all ihrer Ruhe, und draußen tobte der Himmel und schmetterte die Geräusche des Lebens auf die Erde zurück. Ich war ihr so nahe, wie lange nicht mehr, es war, als hätte ich seit meiner Geburt Mutter zu einer Fremden gesagt. Ich schwor ihr, auf dem Fußboden schwor ich ihr, einfach zu leben, einfach zu schreiben, menschlich zu werden, laß sie ins Paradies, mach sie glücklich!

Sie lag da, und ich sah ihren stillen Körper an, lag da wie eben erst von einem Spaziergang heimgekehrt.

Wie geht es dir?

Wie immer.

Wie im Leben, so wie im Leben? Ist es schön, tot zu sein?

Du mußt es uns wünschen, dann wird es schon werden.

Ich denke an dich!

Ja. Du magst mich nicht. Du hast nie stolz sein können auf mich.

Du hast eben das Leben, das du gehabt hast, gelebt.

Es war immer am Ende. Das Jetzt ist auch kein Trost.

Hast du einen Mann geliebt?

Einmal liebt jeder Mensch.

Sagt Gott Mutter zu dir?

Hier spricht niemand so, wie du denkst.

Es war kalt. Es war so kalt, der Himmel ein Traum und ein Sturm. Ich hatte Angst, mich zu dir zu legen, kniete und sah deine Fußsohlen, die bläulich zerfurcht waren.

Der Küchentisch war fortgeschafft worden; zwei alte Hocker, über die ein weißes, gestärktes Leintuch gebreitet war, standen in der Ecke vorm Fernseher. Es roch nach Desinfektionsspray und ein wenig nach der Asche im Herd. Es war fast alles wie immer, wir waren bei dir und es war, als lebten wir dein Leben weiter. Du warst da, wir waren da, wir alle, eine Familie, du gestorben und wir vorübergehend am Leben, nur wir am Leben, ich, am Anfang des Wissens, daß du tot bist, ganz am Anfang, Mutter, ganz am Anfang deines Todes.

In der Wohnung meiner Schwester trank ich ein Bier.

Die Männer vom Bestattungsinstitut kamen und wünschten uns ihr oft erprobtes Beileid. Dann trugen sie den Sarg herein, stellten ihn neben dem Bett ab, packten die Tote oben und unten, ließen, kaum daß sie lag, Arme und Beine fallen, hoben den Sarg auf die Hocker.

Die Kinnbandage wird abgenommen. Ich befühle den Stoff, mit dem der Sarg ausgeschlagen ist, saugfähiges Vlies, wie mir gesagt wird, drücke das Kissen. Die Männer reißen die Kartons auseinander, in denen die Gerbera-Buketts waren, polstern meine Mutter damit unter den Armen aus, stülpen sie ihr über die Beine, damit der Leichnam eine gute Figur macht, weniger ausgemergelt erscheint. Ihr Tun ist roh, erweckt den Eindruck, als würden sie den Sarg mit Müll auffüllen. Das Gesicht meiner Mutter ist um Jahre gealtert, die Mundpartie eingesunken, zwischen Kinn und Kiefer eine tiefe Furche gepreßt. Die Gemeindeschwester kommt in Begleitung des Pfarrers. Im Türrahmen der Küche spricht er die Gebete. Wir Kinder sprechen das Vaterunser mit. Und die Kälte, sie fährt in unsere Münder.

MEIN 23. PSALM

1. Herr im Himmel, weit darüber, ich, hier und heute glaube an Dich, setz den Schnitt nicht an, wenn ich schlafe.

2. Deine Sterne in Deiner Nacht sind mir Zeichen genug den Kopf zu heben, in diesem Abgrund von Welt zu winseln.
3. Blitze schickst du mir, Regen aus Eis, daß mein Herz im Schlamm liegt, den der Himmel ausgießt. Und ich warte auf die Küsse der Wölfe.
4. Du zeigst mir die Städte, bevor sie vom Erdboden verschwinden, mein Gesicht, eine aufgegebene Landschaft. Du nimmst mir die Augen am Grunde der Schluchten, und Deine Engel fallen über mich her.
5. *Mein Becher fließt über,* Wein, weiß vom Salz, weiß wie der Morgen. Herr, verzeih mir mein Unglück! Bis zum Abend ist die Sehnsucht weiß wie die Sterne.
6. Ich will nicht ewig warten, *die Länge der Tage,* wer spricht von den unendlichen Nächten, in denen mein Körper mich nicht auf dieser Erde hält?

Die Sargträger ergriffen, weil es ihre Arbeit war, den Sargdeckel, und ich beugte mich, ihnen zuvorkommend, über das Gesicht meiner Mutter und gab ihr den letzten Kuß, oder den ersten, küßte sie auf die Stirn, die glatt war, als hätte die Tote kein Alter gehabt.

Man hatte dich gekämmt, dein dickes, graues Haar zurückgekämmt, so daß dein Gesicht freilag wie eine Insel aus schimmernder Kreide.

Nebel stiegen auf aus diesem Haar, und die Gemeindeschwester sagte, was ich getan habe, sei gefährlich, die Haut der Toten verseucht. Ich spürte nichts auf den Lippen außer bitterer Kühle. Ich hatte dich geküßt, weil ich keine Angst vor dir haben wollte, weil ich wollte, daß du selbst im Tod meine Mutter bleibst. Du hast nicht die Arme um mich geschlungen und mich nicht mehr losgelassen. Ich habe es auch nicht getan.

Ach, diese Worte! Es gibt sie nur, weil es meinen Kopf gibt. Weil ich Bilder im Kopf habe, unausgesprochene Bilder von einem unerträglichen Leben, einem unerträglichen Sterben. Von einem immerzu fortwährenden Tod, von dem ich kein Wort schreiben kann.

Und wenn wir uns einmal im Leben die Hand gegeben hätten wie Fremde?

Wie Fremde es tun zum Abschied!

Du warst immer der Mensch, den ich am wenigsten erkannte.

Ich habe oft genug geweint, sagt ihre Stimme in meinem Kopf. Aber mit der Zeit macht auch das Weinen das Gesicht hart.

Ich habe Essen bekommen und Schläge, sage ich, weiß nicht mehr, wovon mehr. Ich kann mich für jeden Hunger bedanken. Und daß das Saufen meine Liebe ist.

Jetzt bin ich tot. Der Tod ist das letzte Elend.

Der Sargdeckel wird auf meine Mutter gelegt.

Ihre Augen bleiben geschlossen, gehen unter im wachsenden Schatten. Die Schrauben werden provisorisch angezogen, dann nehmen die Männer den Sarg auf wie ein sperriges Möbelstück und tragen ihn ins Stiegenhaus. Am ersten Treppenabsatz sind die Wände abgeschrägt, und die Männer benehmen sich wie Möbelpacker, die sich mit einer hinderlichen Last abplagen müssen, stellen den Sarg hochkant, ich sehe das Gesicht meiner Mutter innen gegen den Sargdeckel prallen; sie steht aufrecht im Sarg, ihre Knie preßt es hart gegen den Deckel, dann wieder sinkt sie zurück, hat das Kissen im Kreuz, es wölbt ihren Bauch, sie hat das Kruzifix unter den Füßen, es wirft sie hin und her, einem der Männer fällt die Kappe vom Kopf, als er sich bückt, um den Sarg zu stemmen, ein anderer, der sich die Finger zwickt, flucht kurz, schaut dann betreten, und der Sarg scharrt am Geländer, schrammt an der Wand. Kein Nachbar öffnet die Wohnungstür. Ich gehe hinter den schwitzenden Männern die Stiegen hinunter, fasse mit an, als sich der Sarg wieder verkeilt, rucke an dem Gehäuse; das Holz fühlt sich glatt an, die Hände rutschen ab; es ist wie bei einem Umzug, bei dem der Wohnungsinhaber als einzige Fracht abtransportiert wird. Ich hätte der Toten noch jedes Zimmer gezeigt, das sie im Lauf ihres Lebens bewohnt hat, ich hätte sie nicht ohne letzte Erinnerung ziehen lassen, so einfach zum Tor hinaus, zum Tempel.

Niemand ist auf der Straße, als sie in einen graulackierten Kombi geschoben wird. Es hätte nicht viel gefehlt, und wir hätten ihr hinterhergewunken.

Wir gehen in ihre Wohnung.

Hier, sagt meine Schwester, habe sie zuletzt gestanden. Sie sei nicht ganz ans Fenster gegangen, habe sich nur ein bißchen gebückt und hinausgeschaut. Weil sie so fror, habe sie sich eine Wolldecke um die Schultern gelegt. Und nach ein paar Blicken auf das Wetter und auf das Nachbarhaus habe sie gesagt, sie käme sich vor wie eine graue Diebin.

Es ist schon gut so.

Ich glaube dir nicht.

Auf Rosen geht niemand in den Himmel.

Aber daß du noch im Sarg herumgestoßen wirst.

Aber du hast mich doch schon vorher geküßt.

Weißt du, da warst du wie eine Fotografie.

Es war ein Todeskuß.

Verrate dich nicht. Du hast eine Vorliebe für Abschiede.

Es war ohne Absicht.

Es war schön von dir.

War es ein richtiger Kuß?

Kommt es denn darauf an?

Ich vergesse ihn nicht.

Wäre er ehrlich genug gewesen, hätte er dich sicher für eine Sekunde geweckt.

Wir sehen uns wieder.

In der Erde.

(Diese Worte habe ich nicht gedacht. Diese Worte hast du nicht gesagt.)

Du stehst hinter mir am Herd und brätst dir ein Stück fettes Fleisch. Ich drehe mich um, du kommst aus dem Schlafzimmer und gähnst, der Fernseher zeigt dein Gesicht, du sagst, schaut, wie ich lache, wie ich...

Wir haben das Bett zerlegt, Rahmen und Gestell auf den Speicher geschafft; die Matratze, in die mein Bruder ein rundes Loch geschnitten hatte, damit du mit deinem wunden Gesäß nicht aufliegen konntest, lehnten wir im Schlafzimmer an den Kleiderschrank. Bis zum Abend waren wir damit beschäftigt, Medikamente einzusammeln, angebrochene Lebensmittelpackungen wegzuwerfen, es ist bald Abend, bald geht die Sonne auf, Frühling, mein tränenloser Frühling. Wir überlegten, ob wir die Bettwäsche, in der sie gestorben war, in die Mülltonne stecken sollten oder ob es genügte, sie zu waschen. Die Keime, wie Tiere nisten sie in der Wäsche und nagen an der Haut, der gesunden, Frühling, tränenloser, den Anstrich von den Wänden schaben, den Putz von den Wänden kratzen, alle Glühbirnen zerschmettern, die Kerzen verbrennen, manierlich irrten wir umher zwischen den Gegenständen, die du uns hinterlassen hast, ich bin zu groß für deine Kleider, sie sind mir zu eng, weg mit allem, damit wir nicht teilen müssen, Platz gemacht für die Nacht, für die erste Nacht, wo wir in deiner Fremde liegen und du in einer andern, uns noch unbekannten, tränenlos. Als wir die Tür hinter uns schlossen, warst du wieder da, kamst durchs Fenster geflogen, mit Lehm an den Füßen, hast dir Schuhe angezogen und alles wieder an seinen angestammten Platz gerückt, während es draußen Frühling blieb bis Mitternacht.

Am nächsten Morgen geben wir in der Lokalredaktion der Heimatzeitung die Todesanzeige auf. Ich gehe mit den Bedürfnissen ihres Todes geschickter um als mit den Bedürfnissen ihres Lebens. Ich komme mir sehr erwachsen vor. Du läßt mich reden, wendest dein Gesicht nicht ab in meinen Gedanken. Bis zum Ende ist das Leben gespielt und ein Glück, wenn das Schicksal sich nicht darum kümmert. Der Bestattungsunternehmer führt uns durch den Friedhof. Wir müssen einen Platz für dein Grab aussuchen. Es geht über gefrorenen Kies hinauf zur goldenen Christusfigur. Wie an den grauen, rissigen Himmel genagelt der Leib. Du bekommst das Grab, in dem bis vor ein paar Jahren dein Vater lag. Unter einer hochgewachsenen Tanne, die einen milden, blauen Schatten wirft, dahinter ein von Gebüsch überwucherter Staketenzaun, das Ende des Friedhofs; dann schon die Wiese, die sich bis zum Waldrand erstreckt. Auf einem der Bäume dort hockt dein Vater und winkt. Er hat ein Operationshemd an, es ist hinten voller Blut. Sage nicht Staub zu dieser kalten, harten Erde, sage nicht Asche in dieser Eiseskälte. Die Liebe, die keine war, kennt keine Märchen.

Mein Bruder leiht mir ein weißes Hemd. Im Spiegel ist es wie Sonntag, als ich mir die schwarze Krawatte umbinde. Der Tod, wenn man so will, meint es gut mit dir. Du lagst, mir ein Trost, letzte Nacht neben einem deiner treuesten Verehrer, dem Herrn Stechhammer aus T., der dich sein Leben lang gerne zur Frau genommen hätte, wenn er nicht unglücklich verheiratet gewesen wäre. Du warst nicht allein dort draußen, wo nachts nur die Toten sind.

Ich hätte mir lieber mein Gesicht mit schwarzer Farbe beschmiert, statt feierlich gewandet in deinen letzten Tag zu gehen. Wir benehmen uns alle sanft und scheu, rüsten uns für den Abschied. Wir könnten dich jeden Tag beerdigen, dann gäbe es keine Trennung für immer und auf ewig, dann würdest du jeden Tag aus dem Grab gehoben werden und nur zum Schein darin versenkt. Solche Gedanken, während du, oder was von dir noch ist, Sarg an Sarg mit einem entgangenen Liebhaber liegst, nicht allein, nicht allein, und eine Hochzeit schöner wäre, selbst mit schwarzer Krawatte, selbst noch in schwarzen Windeln, das Geschlecht mit kalter Asche bestreut, ein Glück für dich. Ich wollte, ich wäre noch nicht auf der Welt, du jünger als ich, deine Seele in schützendes Eisen gebettet.

Wir sind zeitig auf dem Friedhof. Leere Stuhlreihen in der Kapelle, als fiele die Beerdigung aus.

Auf einem verchromten Wägelchen mit Gummireifen wird leise der Sarg hereingerollt und zwischen starrige Topfpflanzen bugsiert, deren Blätter von arktischem Grün sind. Es ist nicht wahr, daß du dort liegst. Du sitzt auf einem Stuhl in der ersten Reihe und schaust uns zu, wie wir an den Sarg treten. Wir haben dich lange nicht gesehen. Der Sarg hat keine Schramme, er ist trocken und glänzt. Er ist wie ein kleines Haus ohne Fenster und Tür, von dem man das Dach abheben kann. Darunter das Zimmer, in dem du liegst, zugedeckt bis zur Brust, mit deinem Sonntagskleid in einem fremden Bett. Dein Gesicht ist weich geworden, ruhig und gelöst. Dein linker Mundwinkel ist von einer schwärzlichen Flüssigkeit benetzt, und dein Kopf liegt auf der Seite, ein Mann vom Bestattungsinstitut will ihn zurechtrücken, ich sage, lassen Sie.

Ein Strauß Blumen lag auf deinem Bauch. Mit beiden Händen hieltest du ein Kreuz. Du schliefst und blicktest im Schlaf zur Seite, und ich sah dich zum letzten Mal in meinem Leben, das Licht auf deiner Haut, deine große Ferne. Ich schob den Brief unter deine Hände, die leicht wie Flügel waren, all diese wüsten, einfältigen Worte des Mitleids. Alle meine Träume begleiten dich, alle Träume, die ich mir von deinem Leben und von deinem Sterben machte, begleiten dich, begleiten dich in deinen Tod, begleiten dich im Tod zu den anderen Toten. Ich dachte, so, vielleicht so müßte man geboren werden, so sollte man zur Welt kommen, im Sarg aus der Erde gehoben, ausgesetzt unterm Himmel. Die erste Liebe wäre uns dann die kommende Erinnerung, und die Freude auf das zunehmende Vergessen des Alters wäre unermeßlich.

Die ersten Trauergäste traten in die Aussegnungshalle. Dem Wunsch unserer Mutter gehorchend, daß niemand außer uns sie so sehen sollte, gaben wir den Männern das Zeichen, den Sarg zu schließen. Man sprach uns das Beileid aus, eine düstere Parade von Blicken und Worten, Menschengesichtern, flackernden Augen, ersticktem Gemurmel, dann erschien der Pfarrer, wie ein schwarzer Engel, schrecklich schwarz stellte er sich auf die kleine Empore, und die Chorbuben sangen mit lerchenhaften Stimmen, eine Schar weißer Kindergesichter über schwarzen, faltigfallenden Umhängen. Der Pfarrer hielt seine Ansprache an die Trauergemeinde. Es war viel die Rede von gottgewollten Züchtigungen, und während wir aufstanden und beteten und uns hinsetzten und sangen *1. Befiehl du deine Wege/ und was dein Herz kränkt/ der allertreusten Pflege/ des, der den*

Himmel lenkt./ Der Wolken, Luft und Winden/ gibt Wege, Lauf und Bahn,/ der wird auch Wege finden,/ da dein Fuß gehen kann. 2. Dem Herren mußt du trauen/ wenn dirs soll wohlergehn;/ auf sein Werk mußt du schauen,/ wenn dein Werk soll bestehn./ Mit Sorgen und mit Grämen/ und mit selbsteigner Pein/ läßt Gott sich gar nichts nehmen,/ es muß erbeten sein. 4. Weg hast du allerwegen/ an Mitteln fehlt dirs nicht;/ dein Tun ist lauter Segen,/ dein Gang ist lauter Licht;/ dein Werk kann niemand hindern,/ dein Arbeit darf nicht ruhn,/ wenn du, was deinen Kindern/ ersprießlich ist, willst tun sah ich auf den Sarg vor mir, dachte an dich und an diese Dunkelheit dort drinnen.

Sie fahren den Sarg zur Kapelle hinaus. Wir laufen hinterher, eine trappelnde Schar. Ich kenne die Wege. Hier war ich mit ihr, wenn sie die Gräber ihrer Eltern richtete, im Spätherbst mit Tannenzweigen abdeckte. Die Hauptallee steigt an, die Räder des Wagens mahlen über den Kies. Der Heiland am Kreuz starrt über uns hinweg. Ich habe mir das Grab tiefer vorgestellt. Die Wände sind säuberlich ausgestochen, etwas okkerfarben am Rand, unten lehmrot, naß. Links und rechts liegen Gitterroste. Ich kenne das Geräusch, das die Stricke machen, wenn sie heraufgeholt werden, dieses schabende Geräusch, das im Sarg nachhallt. Seitwärts ein Posaunenchor intoniert einen Choral. Ein kalter Wind zerweht ihn. Der Pfarrer schaufelt mit einem Spielzeugspaten ein paar Brocken Erde ins Grab, die auf dem Sargdeckel zerspringen. Ich weiß nicht, wann ich an der Reihe bin, stehe den anderen im Weg, bedanke mich im Namen meiner Mutter, hebe die Blumen auf, die neben das Grab gefallen sind. Der Wind brennt im Gesicht. Blumen liegen im Grab, nur die Blumen, und unter den Blumen ein toter Muttermensch, die Augen lieben die Lüge. All diese Blumen mit all ihren prangenden Farben werden von der Erde gefressen, das Licht der Augen verschlungen, verschlungen das Leben, das ganze Leben, der Leib, der weinte, Leib, der lachte und schrie vor Lust und Schmerz, das denkende Fleisch, die fügsamen Knochen, der Name, Mutter, was mehr.

Die Männer haben die Stricke zusammengerollt. Sie werden Erde auf die Blumen schaufeln. Diese Erde wird in dich sinken. Ich liebe dich. Ich hätte gern eine andere Mutter gehabt. Ich schaue hinauf zum Wald, über den ein paar kalte Wolken fahren. Niemand hält Wache, kein Engel mit Flammenflügeln in den Nächten, die kommen werden, kein Engel, kreischend und heulend in Trommelwirbeln, weiß Gott woher!

Liegst du gut?
Du hättest Angst vor meinem Gesicht.
Ich kann ohne dich nicht leben.
Weil du der nächste bist.
Ich hätte gern noch davor gelebt.
Wenn es zu spät ist, ist es zu spät.
Am Ende gibt es nur solche Sätze.

Was du nicht sagst!

Du warst tapfer.

Die Leute haben es *meinen Humor* genannt.

Ich könnte mir ein Beispiel an dir nehmen.

Du warst nicht dabei. Du warst weg. Du warst die ganze Zeit weg. Bis zuletzt warst du fort. Und selbst dann bist du zu spät gekommen.

Ja.

Du hast mich nicht gepflegt. Du hast mich nur geküßt und gestreichelt. Sehr edel! Alles Theater! Ich habe gespielt – und du hast zugeschaut und nicht gemerkt, daß ich spielte. Gutes Theater! Ich wollte dir keine Angst machen.

Ich habe es gewußt.

Hinterher. Erst dann, als alles vorbei war. Als es mich nicht mehr gab. Ich habe mein Leben gelebt. Es war falsch. Aber es gab kein anderes für mich. Du nimmst mich und meinen Tod nur zum Anlaß, nicht mehr an dir selber zu verzweifeln.

Du warst hart.

Nur gegen mich.

(Diese Worte hast du nicht gesagt. Diese Worte habe ich nicht gedacht.)

Der Christusfigur klebte Eis in den Augen, als wir die Hauptallee hinabgingen; jeder Schritt, jede Bewegung war schön, die Tränen waren geweint, jeder ging in seiner Zeit dahin.

Wir kehrten in einem Wirtshaus ein, setzten

uns an einen Tisch im Nebenzimmer, ich trank Bier, aß Suppe, ich lebte erbärmlich gut. Es war alles getan worden, was zu tun gewesen war, es war alles zu Ende gebracht, ihr Leben und ihr Tod. Jetzt starben die anderen, in milliardenfacher Wiederholung, starben an Seuchen, Folter, Hunger, Krieg und Krebs, irgendwann ich.

Hinter mir ein Loch im Boden, vielleicht hundert tote Blumen.

Ich bin aufrecht weggegangen, nur in der Vorstellung von Gram gebeugt. Meine Mutter ging über den Himmel. Sie ging über den Himmel im beißenden Wind, verschwand in der Brandung der Wolken.

Meine tote Mutter hält mich von hinten umschlungen, hängt mir auf dem Rücken, meine tote Mutter, so lange tot, so lange schon tot, so falsch geboren, ich, wer immer das sein mag ohne sie, wer immer das sein mag. Wie durch einen falschen Traum krieche ich, krieche zu Kreuze, und sie reitet auf meinem Rücken, wie eh und je in Fleisch und Blut, und Gott lacht über uns, über uns, und die Erdbeben beginnen und zerstoßen mir die Gedanken, während in dunkle Nebel gehüllte Frauen um die Sonne tanzen, Ränder aus Finsternis um die zuckenden Glieder, eine Explosion aus Sternengelb und Urorange. Sie hängt an mir wie festgewachsen, eine Last, unter der ich keuche, ich krieche durch Eis und Schnee, ich habe ein blaues Herz, ich kümmere mich später um das Glück, wenn ich meine Mutter abgeworfen habe und Erde und Steine gefressen, ein Loch in den Boden, tief, unten schwarz die Angst.

Jeder meiner Träume ein Versuch, dich nicht verwesen zu lassen.

Sie singt mir ins Ohr, hat eine Stimme wie eine Orgel aus Glas.

Ich schleppe sie weiter und weiter. Kein Weg führt zu den Orten ihrer Ewigkeit. Laß los, fliege, ich möchte deinen Schatten am Himmel sehen, deinen Schatten mit Flügeln und Augen wie schwarze Sonnen, weil ich schreien möchte, getäuscht vom letzten Augenblick.

Gräbst du dich durch meine Haut, mit Nägeln und mit Krallen? Das Tier am Kreuz.

Ich habe sie nie nackt gesehn. Der Ansatz ihrer Brust war immer weiß, Sommer wie Winter. Sie war groß gewachsen, erst im Alter sank sie in die Breite. Erst im Alter wölbten sich Rücken und Bauch. Die harte Arbeit und der falsche Wohlstand, erstere lebenslänglich und letzterer zu spät, sprengten ihre Figur. Über der Haut trug sie, was die meisten Frauen ihres Alters trugen, Buntgemustertes und Loden, Kostüme nachtblau wie die Rückseite des Himmels. Es war schön für sie. Kein Grund, sich zu schämen. Ich will nichts mit dem Schmelz der Trotzallemliebe schützen: ich hätte gerne eine andere Mutter gehabt. Eine Mutter, wegen der die Männer geweint hätten. Eine schöne Mutter in schönen Kleidern, im Besitz schöner Worte, eine Mutter wie eine Heldin, ein Engel im Bett, eine Blume auf der Straße, duftend nach Musik und Lachen. Ja. Eine Bilderbuchmutter, die erste Liebe, alles für immer.

Sie hat mich ausgeatmet, unter Tränen, das war meine Geburt. Ich hasse meinen Vater, seinen Schwanz. Seine Lust war mein Tod. Einfacher geht es nicht, das Schicksal der Welt zu erzählen. Jedes Schicksal ist das Schicksal der Welt, jeder Tod ein Zeichen letzter Liebe, der Anfang einer anderen Erinnerung.

Meine Mutter hockt in einer Ecke und strickt. Sie lacht mich an. Ich schreibe einen Satz, und mittendrin geht die Toilettenspülung. Meine Mutter kommt aus dem Klo. Sag jetzt nicht, ich weiß, daß du da bist, sagt sie. Anfangs kam sie nachts, und ich wachte auf von ihrem Geruch, von der leisen Kälte in den Schläfen, die sich mit ihrer Anwesenheit einstellte. Ich hielt immer die Augen geschlossen, wenn die Nacht eine Farbe hatte, die nicht von dieser Welt war, wenn mein Herz Geräusche machte, die die Luft im Zimmer bewegten. Sie deckt mich zu, wenn ich im Bett liege. Aber ich bin schon zugedeckt. Und trotzdem friert es mich, weil ich spüre, daß sie hier ist, und mir nicht vorstellen kann, woher sie kommt. Auch jetzt ist sie da und spuckt mir ins Bier, und wenn ich denke, Gott im Himmel, ich hasse dich, befiehlt sie mir, zu weinen. Ich verschütte Schnaps auf dem Schreibtisch, wenn sie mir, zu spät, in den Arm fällt, aber wenn ich schreibe, macht sie sich klein und verkriecht sich. Vielleicht können sich nur Tote und Lebende lieben. Vielleicht ist Liebe das einzige, was Tod und Leben trennt. Vielleicht gibt es das Glück nur hinter den Sternen. Nicht, daß sie in der Küche das Geschirr abspülte, auch nicht, daß sie Staub zusammenkehrte oder das Bett, das leere neben mir, frisch überzöge und nicht, daß sie meiner Frau Briefe schriebe, die sich beim ersten Anschauen in Luft auflösten, so brav, so vornehm ist sie nicht: Sie ruft mich an, wenn ich gerade die Wohnung verlassen habe und nicht mehr die Treppen hochsteigen will, oder wenn ich betrunken bin und eine fremde Frau anstarre, dann spricht sie in meinem Kopf und ich mache ihr Platz an meiner Seite. Selbst wenn ich koche, eines meiner ekelhaften Männergerichte, hilft sie mir nicht, und ich esse allein, ein Teller auf dem Tisch, oft nur ein Glas, leergetrunken, atemlos leergetrunken. Wenn du mir deine Seele zurückgelassen hast? Ein Schwert mit scharfen Flügeln, das mich zu Schlamm zerhackt, mir die Brust durchstößt: den ungeschütztesten Ort. Meine Mutter besucht mich. Nachts, wenn alle Fenster und Türen geschlossen sind, kommt sie ins Zimmer und bläst mir ihren Atem ins Gesicht. Sie legt mir ihre Hände auf die Augen, drückt fest zu und küßt mir den Mund.

Du, sage ich, wenn ihre Liebe erlahmt, hättest nicht mehr die Zeit für ein zweites Leben gehabt.

Schweig, sagt sie, küß mich!

Ich sage, ich wurde als Krüppel geboren, und mein Traum war immer, eine Seele zu haben.

Eine verkrüppelte Seele, sagt sie.

In der Liebe, sage ich, bin ich schlecht, weil ich Menschen liebe.

Ach, sagt sie, wie schön du lügst!

Seit du tot bist, spreche ich mit Engeln, sie fliegen nackt durch die Luft, alle haben sie dein Gesicht, alle sind sie erschaffen aus Wasser und Licht und bläulich wie die Träume um Mitternacht, in denen du an meinem Bett erscheinst und sagst, besuch mich!

Jeder Mensch hat einen Traum: Den Traum, daß er lebt.

Wie fährt man ans Grab einer Mutter? Mit welchen Gefühlen? Mit welcher Scheu! Am Anfang der Reise scheint das Grab winzig und in großer Entfernung zu sein. Aber dann wächst es aus der Erinnerung, und man nähert sich ihm wie ein zu alt gewordenes Kind. Man fährt zu seiner Mutter, und es gibt kein Wiedersehn.

Es regnet, ein milder Regen, der in den Wintertag fällt. Ein Jahr bist du tot. Die Ewigkeiten liegen hinter dir. Ruht dein Kopf noch immer auf deiner Schulter? Welche Farbe hat dein Gesicht? Ist alles Nacht oder Licht? So, wie ich es mir nicht vorstellen kann?

Weg sind die Kränze, eingesunken die Erde.

Ich stehe am Grab und versuche, an dich zu denken. Ich bin wie du. Wenn alles zu spät ist, will ich endlich beginnen zu leben, zu lieben, nicht zu sterben, nicht so. Ich stehe da wie jemand, der den Abschied verpaßt hat, wie jemand, dem der Schmerz wie eine Lüge vorkommt. Lieber Gott, rette die Toten! Lehm und zerfließender Schnee. Eine rohe Mauer wächst hin zum Wald: der Friedhof wird erweitert.

Es sind Welten zwischen uns. Du bist zu weit für das Gebrüll meiner Seele. Ich hoffe, du siehst die Sonne von oben.

Es gibt keine Frau.

Es gibt Münder und Lippen.

Das Geschlecht:

von Engeln umschwärmt.

Es gibt keine Frau.

Das andere Geschlecht: eine Erfindung der Einsamkeit.

Es gibt keine Mutter.

Das Grab eine Insel, eine Insel aus Blumen und Moos, ein Haufen Dreck, der dich bedeckt. Ich träume, den Sarg zu öffnen, damit ich dein zweites Gesicht vor Augen hätte: endlich wären wir uns fremd. Mein Schmerz ist zu schwach, reißt dich nicht aus der Erde, du kommst nicht zurück; in meinem Schädel, ich weiß, ist die Hölle für dich, in ihm quäle ich dich mit meiner fruchtlosen Liebe. All die Jahre hindurch habe ich immer nur mir selbst den Krieg erklärt und mich nie besiegt und bin dir nie zu Hilfe gekommen. Ich habe deine Kämpfe nie verstanden. Ich habe nicht verstanden, wie man so viele Niederlagen erleiden kann, ohne sich aufzubäumen wie ein zerschlagenes Tier. Die Arbeiterfrau: blind für die schöneren Seiten des Lebens, so hat man sie am liebsten, blind vor Scham und Unwissenheit, blind für den Flug der Sterne im Traum und unempfindlich gegen den Sog der Erde. Stumm, zu stumm, um das Wort *Nein* zu sagen, gibt sie den Bauch dem Mann und bietet den Fäusten den Buckel. Ihr Gesicht ist bald verbraucht, wie ausgeschwemmt die Züge. Die Kinder besiegeln die verlorenen Jahre, und das erste graue Haar liegt wie ein Dorn im Bett.

Ich betrinke mich jeden Tag. So gehe ich um mit dem Leben. Ich betrinke mich jeden Tag. Ich schlafe mit keiner Frau mehr.

Wohin jetzt mit meinen Idealen, den Revolutionen, der Philosophie, dem Wissen, daß der Alkohol Tränen erzeugt und einen machtlosen Schmerz.

Kein Wort dringt aus der Erde. Kein Ruf aus dem Himmel.

Sie wird nicht mehr sterben. Sie wird nicht mehr leiden und nicht mehr sterben. Sie wird nicht mehr leben.

Ich fasse die Erde an, als sei es ihre Haut. Und die Blumen, ihre Haare, bis Schnee darauf fällt, bis die Haut hart wird unterm Atem des Winters.

Dann geht man, geht im Besitz einer quälenden Gnade, geht auf und davon; der Horizont ist das Ufer des Himmels, und man geht wie im Kreis.

Und kommt wieder. Jahre dazwischen. Andere Tode. Man spricht im Traum in die Erde. Sie frißt den Schlaf und das Fleisch. Du lebst in einer andern Stadt. Du hast einen Mann, der dich liebt, andere Kinder. Du wohnst in einem schönen Haus und es geht dir gut.

Ludwig Fels

Rosen für Afrika

Roman. 316 Seiten. Leinen
(Auch in der Serie Piper 1363 lieferbar)

»Was eigentlich veranlaßt uns, an der Geschichte dieses Paul Valla überhaupt Anteil zu nehmen? Ein Widerling, ein Trinker, ein Terrorist seiner Familie gegenüber... Was zum Teufel geht er uns an? Nichts, hätte dieses Ungeheuer nicht soviel Poesie im Leib.«
FAZ

»Ludwig Fels erzählt vom Auseinanderbrechen einer Liebe in einem wüsten Gesang, der weder Pathos noch kalkulierten Kitsch scheut... Es ist eine Orgie der Sprachlust und des Sprachwitzes, die Fels entfesselt... Gegen alles Scheitern des Protagonisten bleibt ›Rosen für Afrika‹ auch eine flammende Verherrlichung der radikalen Liebe.«
Frankfurter Rundschau

»Ludwig Fels gelingt es, daß wir dieser von Aggressivität und Selbstmitleid aufgerissenen Seele inmitten einer eisigen Lebenswelt Seite um Seite näherrücken.«
Der Tagesspiegel Berlin

»Die Schönheit dieser Sprache... ist zugleich ein Widerstandsakt.«
Stuttgarter Zeitung

Weitere Titel des Autors:

Der Anfang der Vergangenheit

Gedichte. 122 Seiten. Geb.

Blaue Allee, versprengte Tartaren

Gedichte. 131 Seiten. Leinen

Die Eroberung der Liebe

Heimatbilder. 130 Seiten. Geb.

»Die eigentlichen Helden seiner Prosa sind die Wörter. In ihrer rhythmischen, gelegentlich metrischen Abfolge lebt ein Gestaltungswille, der jenseits aller Aussage eine bemerkenswerte formale Gültigkeit erreicht.« Neue Zürcher Zeitung

Piper 38/95

PIPER

Hanns-Josef Ortheils neues Buch – ein Roman der Zeitenwende

Abschied von den Kriegsteilnehmern

Roman. 412 Seiten. Leinen

Hanns-Josef Ortheils neues Buch ist ein eindrucksvoller Roman über die Macht der Vergangenheit und die Macht der Phantasie: Ein Sohn versucht, der Geschichte seines Vaters, die geprägt ist von deutscher Kriegs- und Nachkriegserfahrung, durch eine lange Flucht nach Westen, nach Amerika und in die Karibik, zu entrinnen. Erst nach seiner Rückkehr in das Europa des Sommers 1989, als der Eiserne Vorhang sich zu öffnen beginnt, sieht er eine neue Perspektive für die Zukunft, die die Gespenster der Vergangenheit vertreiben könnte.

Weitere Titel des Autors:

Schwerenöter

Roman. 645 Seiten. Serie Piper 1207

Ortheil schreibt »in einem südlich heiteren, über den Dingen stehenden Ton … So wird aus einem Roman mit sehr deutschem Stoff zugleich ein Schelmenroman.« Die Welt

Agenten

Roman. 324 Seiten. Serie Piper 1543

Mozart im Innern seiner Sprache

208 Seiten. Serie Piper 715

PIPER